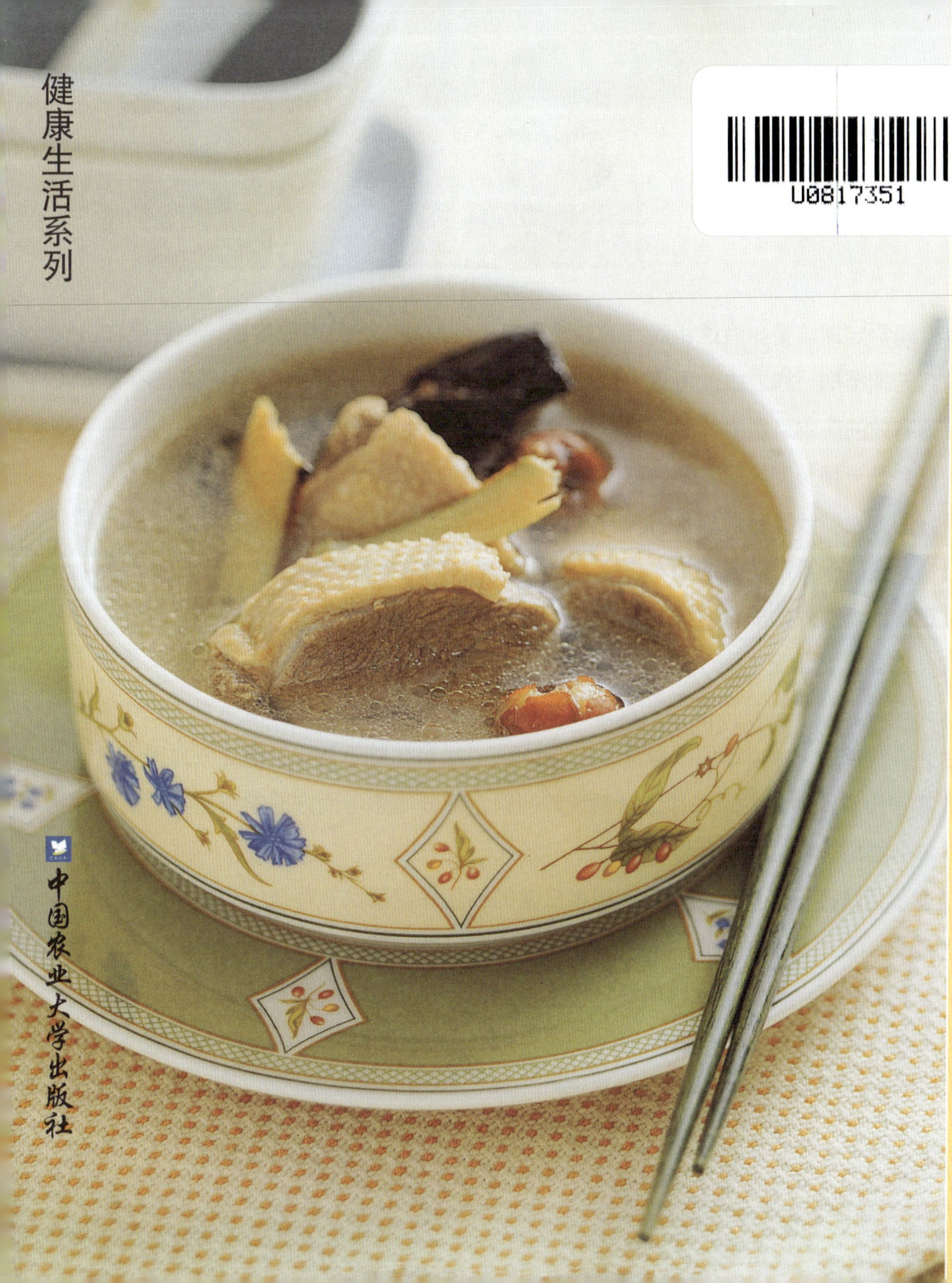

健康生活系列

补肾补到位

郭月英 著

中国农业大学出版社

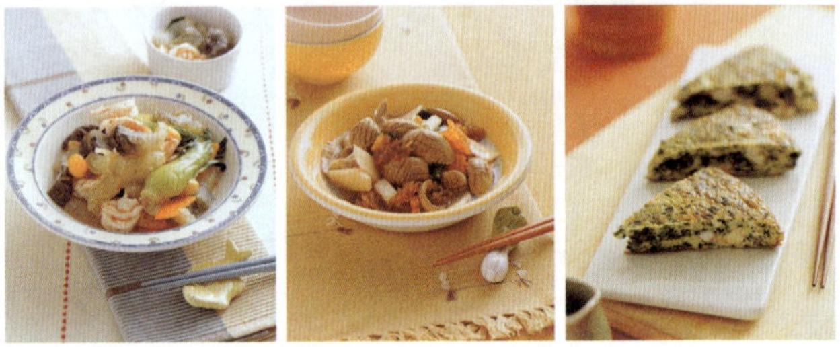

作者序

近年来人们因慢性肾衰竭需定期接受血液透析治疗的新增比率持续增加，一旦患尿毒症、一旦要洗肾无异是将个人的健康宣判无期徒刑一样。由此可见，肾脏病已大大威胁到我们的生命安全，这是不容小觑的问题！因为目前并无有效的药物可医治肾脏病，如果到了必须要接受透析治疗的程度，无论患者本人或是家人，要面对的将会是一场长期抗战，都将受到难以避免的身心煎熬。

为免受于此痛苦，最好的方法，就是从调理平日饮食着手，以提升自己的免疫力和自愈能力，并配合适当的体操运动和按摩，才是确保肾脏健康的根本之道。这也是撰写此《补肾补到位》一书的初衷，希望借由此书能提供各位正确的、有效的养肾方法。

肾脏属于泌尿系统的一部分，在传统中医学中，肾脏属于五脏之一，“肾为先天之本”，是人体生命的先天根本，关系着人类命脉火的延续；“肾气”盈亏除了反应肾脏及其相关组织健康与否，也代表着生命力是旺是弱。换言之，疾病表现中所谓的“肾虚”、“肾亏”，涵盖了肾脏及肾经脉之气血循环，或功能与肾脏产生关联的器官组织，如相关泌尿和生殖系统等问题，部分概念与西方医学解剖学上所称的肾脏有所不同，这也是本书要给予各位的重要概念。

更重要的是，本书强调“预防胜于治疗”之契机，提供日常的养生保健及饮食疗法，也提供相关保健记事，给以饮食之外的建议，及日常生活中就能DIY的体操、按摩，可以有效强化身体适应性，回升自愈力，以调理“肾虚”，补养肾气，促进肾经脉循环，抢“治未病”之先机，防范肾脏病于未然，并达强化生命力、提高健康指数、优化生命品质的目的。

郭月英

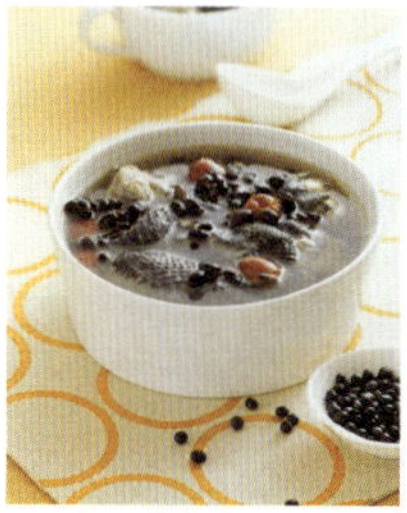

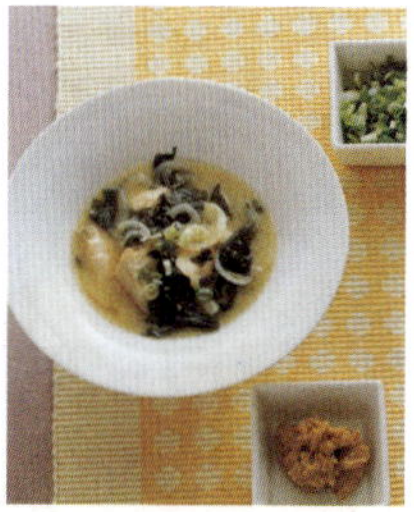

贴心的小提醒

这里特别针对食材的处理，以及度、量、衡的单位做个说明，希望在制作美味的料理前，也能兼顾卫生与便利性。

1. 所有的食材，都要经过洗净后，才可以入菜，避免吃入灰尘或是残留农药。尤其以生菜作为食材的菜色，制作时更要仔细清洗，并再最后一道清洗时用煮过的冷开水，才会比较安心。

2. 部分表面较粗的蔬菜，建议可以在烹煮前，先行削去表面的粗硬表皮，像胡萝卜、花椰菜、芦笋等蔬菜，削去粗皮后口感会更好喔!

3. 肉类食材建议在下锅烹煮前，可以先用滚水汆烫过，这样可以去除血水与杂质，让炖煮出来汤头更清澈、更美味。

4. 本食谱所使用的“杯”，为一般量米用的米杯；“1小段姜”的分量可以自行斟酌。

关于度量衡的换算方式，这里列下换算公式：

本书所使用的材料、单位与换算，可参考如下：

1大匙＝3小匙＝15ml	少许＝略加即可，例如胡椒粉、盐等。
1小匙＝3茶匙＝5ml	淀粉水勾芡＝本书依照不同的料理方式，淀粉与水有不同比例的情形，实际料理状况可依己意调整浓淡。
1饭碗＝3/4量米杯	米酒＝可用稻香料理米酒，或传统米酒替换。
1只＝1付＝1份	

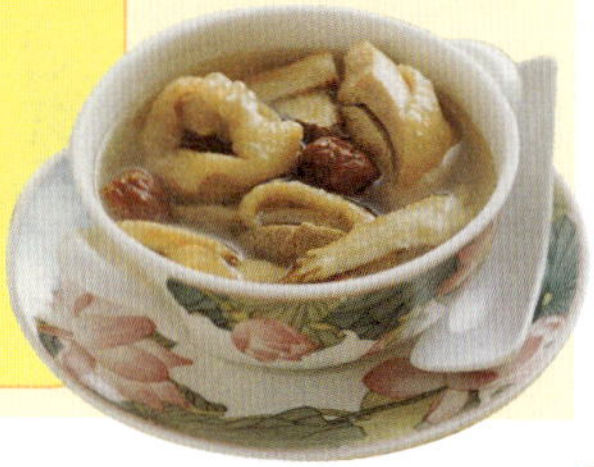

{补肾补到位目录}

一般调理篇·粥饭篇

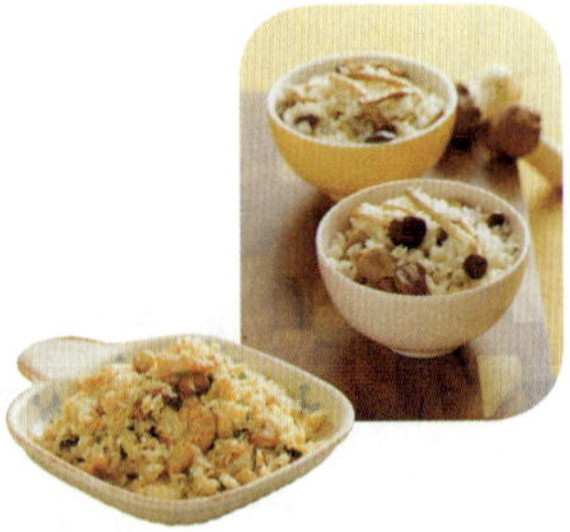

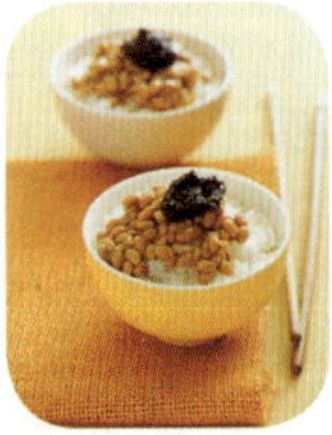

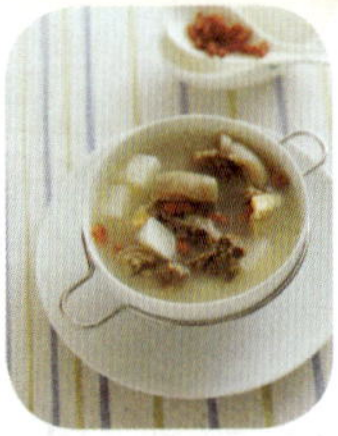

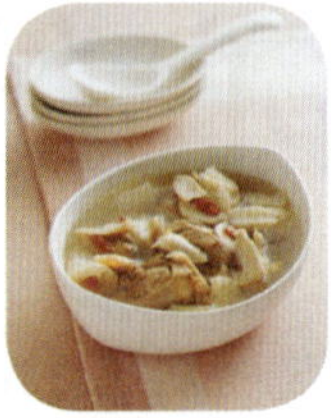

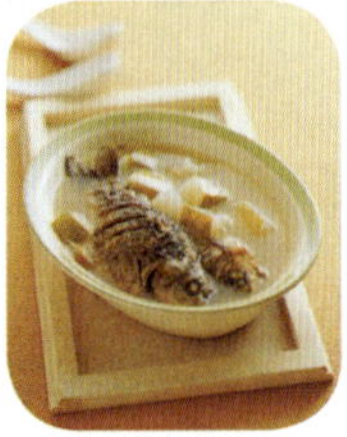

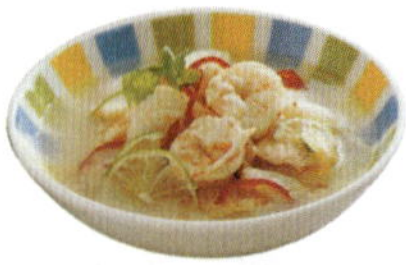

一般调理篇·汤水篇

一般调理篇·热菜篇

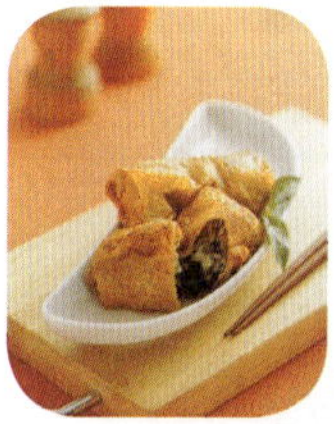
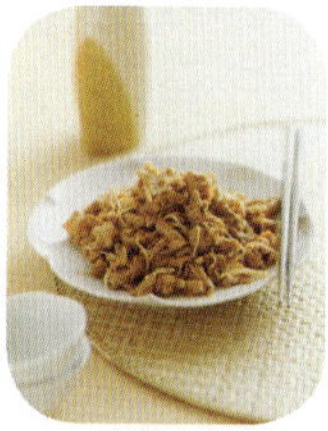
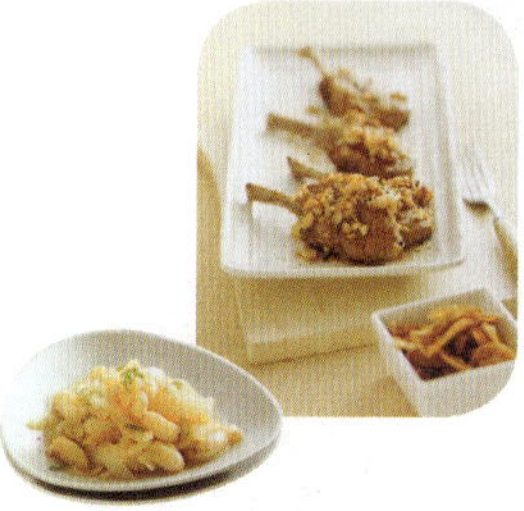
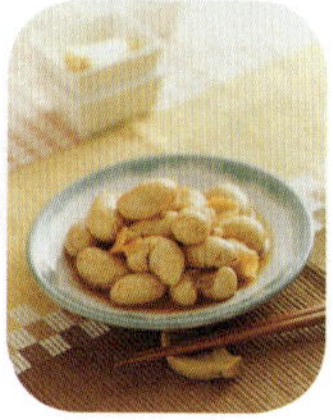

一般调理篇·小菜篇

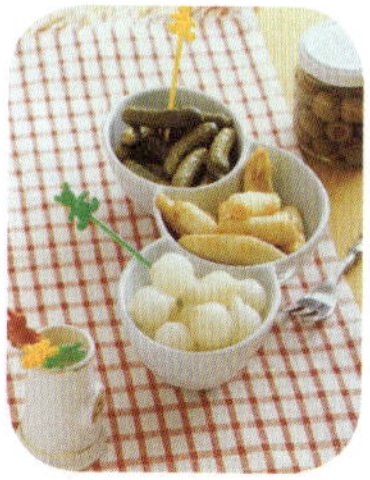
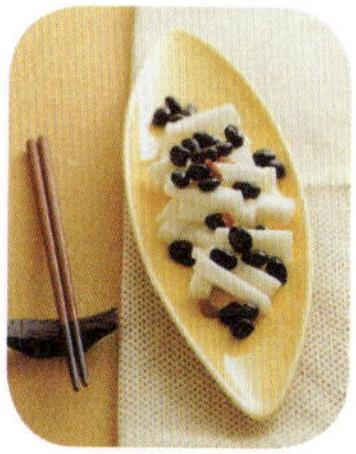
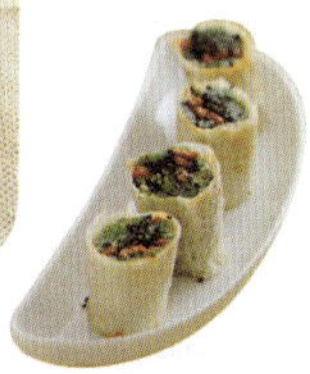

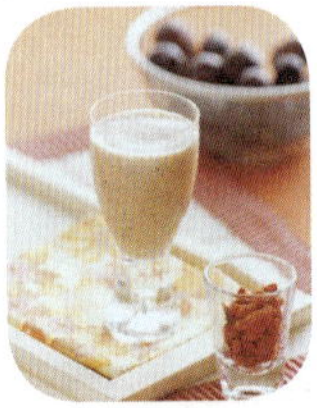
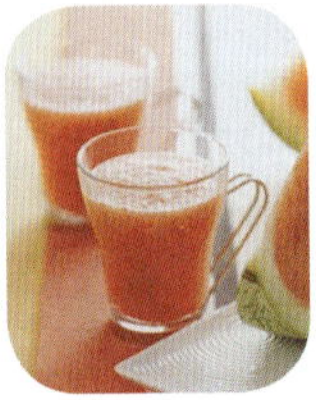
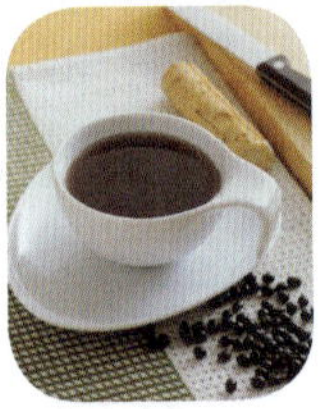
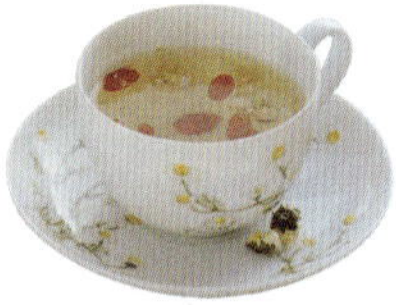

一般调理篇·甜点茶饮篇

药膳篇·补汤篇

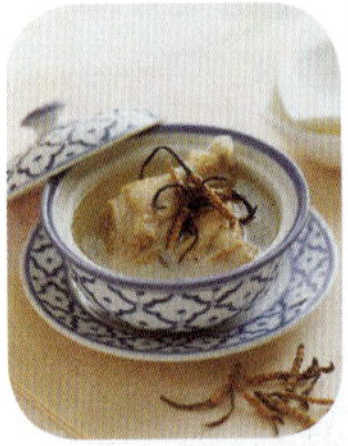
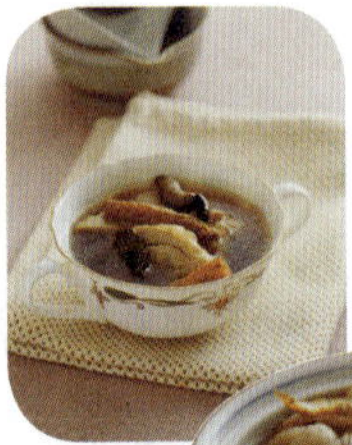
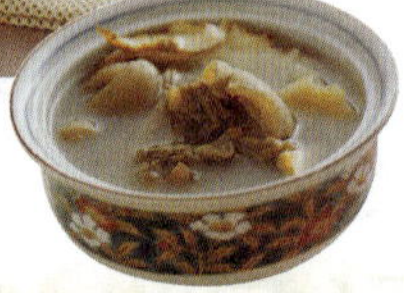

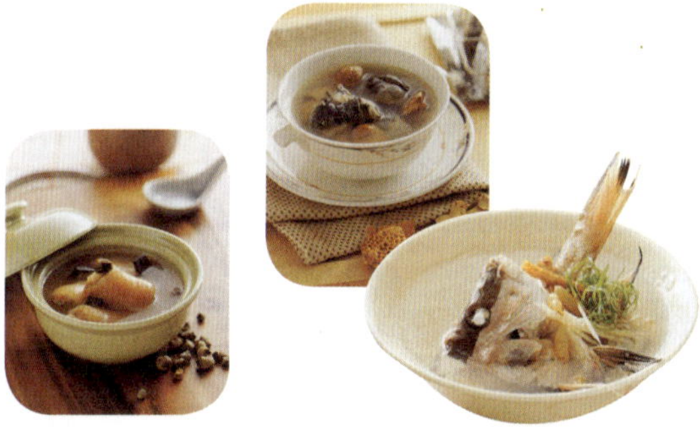

药膳篇·药饮篇

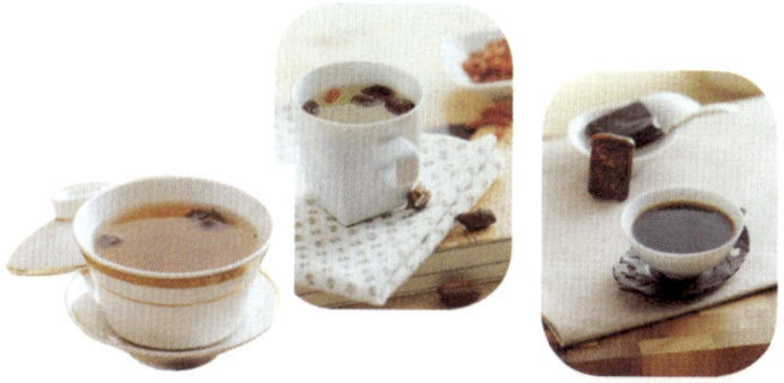

药膳篇·药酒篇

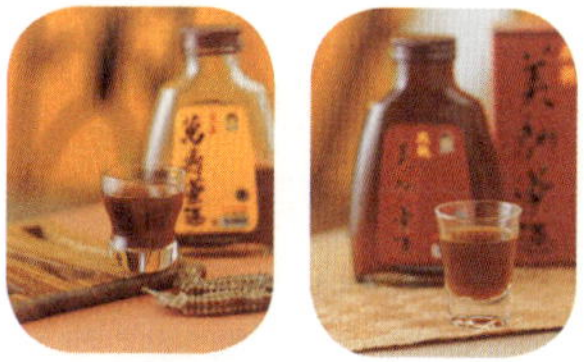

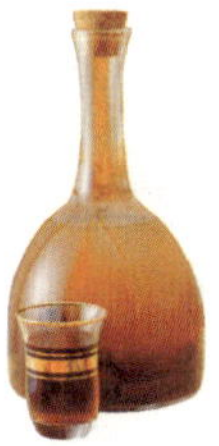

[附录篇]

肾脏好坏跟赚不赚钱有何关联？相信许多朋友会对此心存大问号“？”。

赚钱，是精力、体力、脑力、意志力的结晶。有的人精力充沛，脑力清晰，分析力强，又拥有源源不绝的战斗力，相较于精神不振，动则疲惫不堪，脑子又混沌不清的人，累积财富的机会自然就相对地提高。

事实上，越是成功的有钱人，就越重视自己的身体，有太多活生生的例子警示着我们，“钱到用时方恨无健康”，平日汲汲营营于追逐财富，而忽略了健康，等到肾脏坏了，健康毁了，眼睁睁看着金银财宝而无福消受。虽然俗谚说：“钱非万能，但没钱则万万不能。”可是别忘了：“万能的钱也救不了无能的肾”，徒有万贯家财，却饱受肾病之苦，更不要说以肾虚之躯再大收赢利。

肾脏是人体先天之本，是生命的根基，是人类命门之所在，能储藏体能和生命力。肾脏正常运作，担负着输送营养、维持正常机能、维系生命存续的重任；同时协助净化血液，清除体内废物，维持水液平衡，分泌荷尔蒙，控制血压，维持红细胞正常代谢。可说是主导着一个人从胚胎、成长、发育，步入青春期、壮年期，到银发期整个过程，以至于生殖力强弱、生活品质高低，等等，都与肾脏的整体功能相关，影响及是否能架构一个稳固健康的生命基础。

更重要的是，后天的养肾护肾工作丝毫也不得轻忽，因为它还关系着人类的意志，“肾藏志”，肾精气通达脑智，主宰着意志、记忆和思考，左右着情欲活动，也影响到行事目的及生命目标，其中意含着你的注意力能否集中？思考分析是否合乎逻辑？决策行事是否当机立断？学习效果是否事半功倍？如果拥有健康的肾脏，肾气就充盈顺畅，则精力充沛、斗志旺盛、神思敏捷、分析明快、耳聪目明、筋强骨健、步履轻快，处处显得生机蓬勃、希望无穷。

由此可见，无论生理或心理、肉体或精神，是否运作正常，与肾脏功能及机能好坏

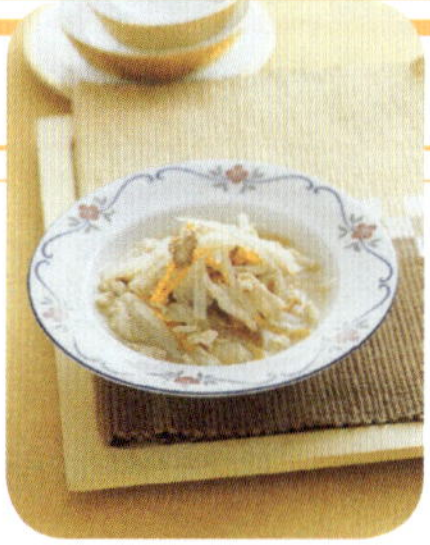
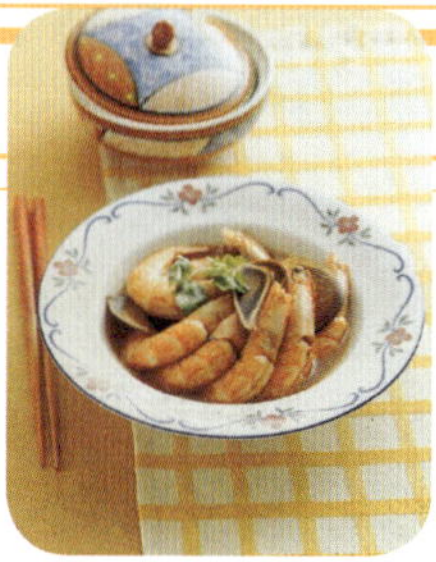
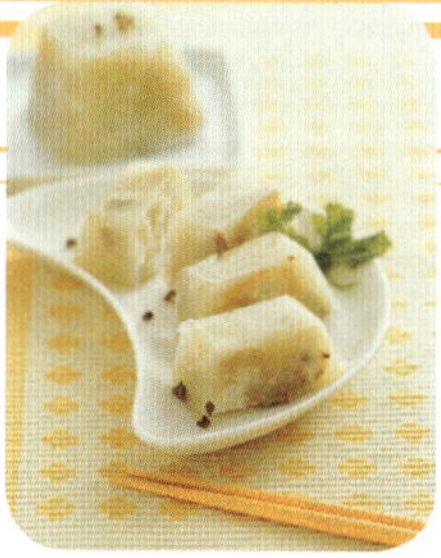
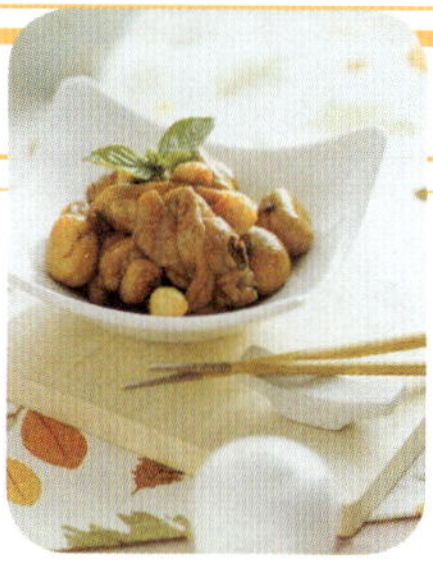
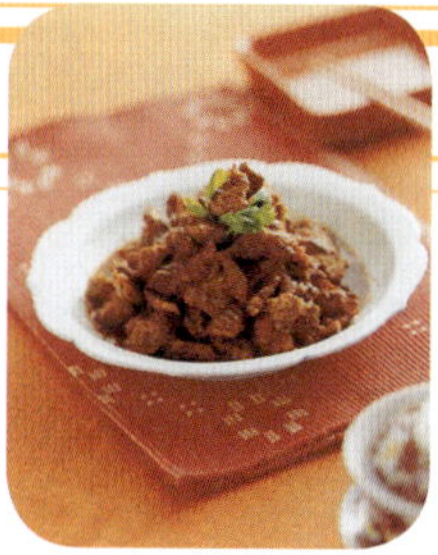

大有关系。

创造健康和累积财富一样，都需要时间，即使天赋异禀，先天体质绝佳，都必须有充分的时间来储备体能，否则是不会轻易地获得健康与财富；但相对的，健康可以毁于一旦，肾机能一旦走下坡，赚钱的机会已逐渐在离开。

“今天就是最后一天，永远不要等待明天，因为没有人知道明天会是什么？”就像追逐财富一样，想要维护肾脏、架构健康，当下这一刻就是最佳的起跑点。

中医如何看肾脏？

中医和西医这两个不同的医学体系，在理论、名词、术语、临床、诊断、治疗等很多方面尚存有不少差异。中医所称的“肾”，和西方医学的“肾”各有诊治范围，并不是相同的。

以中医观点而论，肾与肺、心、肝、脾合称五脏，每一个脏器各司其职。其中，肾脏功能影响所及至身心两方面，包括生理循环、心理因素，以及情志问题，都与肾脏息息相关，并非单指解剖学上的肾脏，而是指其整体功能而言。

一、肾者为作强之官，伎巧出焉。

所谓作强，就是指免疫系统强健，则体力好、体能佳，抗病力强；伎巧者技巧也，抗病力强则智力精巧。换言之，肾脏功能强弱与体能、免疫功能及智力高低皆有关；所以，早衰老化、智力提早退化、早衰型痴呆等，都与肾气循环有关。

同时肾开窍于耳，其外在的对应孔窍为耳朵，肾气通耳，直接影响听觉功能，循环顺和则耳能明辨五音，听闻八方，否则易生耳鸣、重听之弊。

二、肾者主水。

肾是人体的水脏，水液在身体里面的代谢运行，由“肾”来主管，如果水液在体内运行失常，造成小便不利、水肿，或小便频率过多，就会罹患肾病。

肾脏既然主持全身津液代谢循环，以调节水液平衡，此功能的运作是依靠肾阳对水液的汽化作用来实现的。通过汽化作用，将津液输布全身，提供各脏腑组织营养成分，并将各脏腑组织代谢应用后的浊液排出体外。

这种汽化调节，在肾阳肾阴相对平衡的情况下，使体内的水液能代谢正常，包括维持尿液正常的排泄。一但肾阳不足，汽化失常则不能保持水液的正常运行与排泄，肾功能必受影响。

三、肾者主蛰封藏之本，精之处也，其华在发，其充在骨。

“肾为先天之本”，是人体生命的先天根本，是延续人类命门之火的所在，有储藏体能、生命力的作用；同时，精之处，“精”指的是身体赖以生存的精微物质，肾脏储藏五脏六腑水谷化生之精气，此后天之精华，就是滋养脏腑和人体组织、维持生命和生长发育的基本物质。

肾精气通过经脉作用而充润营养毛发，充盈骨质，强壮骨骼。如果肾的精气亏损，人必提早衰老，或发育不良；滋阴补肾，可以强化生命力，延缓早衰老化，并刺激成长发育。

四、肾主骨，生髓，脑为髓海。

五脏在体内各有所主要对应的外合组织，中医学理认为肾精气与骨骼的生长及骨质的良莠有密切关系，这也延伸到“转骨”、“转大人”的观念。肾藏精，精能生髓，髓又注入骨中；而后，精髓向上汇集成脑，通达脑智。

骨骼因骨髓的充实润养而强劲坚固，脑智因肾气足而聪颖敏锐。因此肾气的盛衰是主导人体骨骼生长发育，以及智力高低的要素之一。肾精充足，骨骼得到充分的滋养，则骨髓饱满，骨质密度高，身心皆能正常生长发育、茁壮。

如果肾精气虚弱，则骨髓生化资源不足，不能润养骨骼，骨髓无法填满，会出现转骨骨化不足、生长迟滞、体格瘦小、骨质脆弱、脑智发育不全等弊端，甚至埋下日后骨质疏松症之远因，也会影响到脑力和学习效果。

同时“齿为骨之余”，牙齿齿质也有赖于肾精气的充养，牙齿是坚固少龃齿，或是易松动脱落、满口烂牙，与肾精气充足与否息息相关。

五、肾藏志。

人体有五脏，五脏各有所藏。所谓藏，有蓄纳、搜藏、管理的意思，五脏分别主管人类的七情六欲及情志活动等生理、心理作用。心藏神，肺藏气，肝藏血，脾藏肉，肾藏志。人的意识、精神、思维、情欲活动因此成形。其中肾藏志人的记忆和思考活动的综合表现为意，意之所存谓之志，所以志者即心之所向。

换句话说，意志、记忆和思考活动能保存下来成为行事目的或生命目标的，就是“志”。志由肾脏来主管，出现某些病态性的健忘、记忆力衰退、注意力不集中、失眠多梦、好动或意志消沉、精神恍惚，多与“肾志”的作用失调有关。

综合以上所言，肾脏具有藏精主水液、主骨生髓海、藏志通脑智等功以作用，与人体的生殖、发育、成长、老化……各个阶段皆有密切关系。

所以，肾气充盈则精力充沛、筋强骨健、步履轻快、神转敏捷、耳听聪明、性事谐调、生育正常。肾的上述功能一旦衰减，中医称之为“肾虚”，有俗称为“败肾”、“肾亏”的，表现出腰背酸痛、尻冷痛、胫酸腿软、膝盖发冷、足跟疼痛、肢畏寒、精神委靡、耳鸣或耳聋、头晕目眩、失眠多梦、脱发白发、牙齿松动、性功能减退或障碍、尿后有余沥或尿失禁，以及不孕和易流产等症状。

由此，可以明白中医所讲的“肾脏”包含上述内容的综合体，与西医所指的“肾脏”有本质上的不同。西医所诊治的肾脏病，以肾脏本身有功能性或机能性的疾病为主。肾脏病人在患病的某一阶段或者出现中医所谓的“肾虚”征候，但并不意味着就是西医所称的肾脏病。

而中医所称之肾脏的范围，则是广指肾脏本体以及肾经脉的气血循环和所循经之部位或组织，以及功能与肾脏产生关联的器官组织；一旦这些组织或功能受外邪侵犯，或因肾脏本体发生疾病，或而导致功能减低，都属于肾脏病理疗的重点；以至于，除了肾脏病患者会出现“肾虚”的症状外，其他任何脏腑的病变，如心脏病、肝病、肺病等，以及两性生殖系统功能失调，也都可能出现“肾虚”的征候，这也都是中医临床诊治肾脏相关病症的范围。

中医强调“治未病”之先机，“预防胜于治疗”，掌握适当时机，于日常即进行养生保健及饮食疗法，以本书所提供之内容为范例，来调理“肾虚”，补养肾气，促进肾经脉循环，不但可防范肾脏病于未然，同时能因此强化生命力，增进健康，提高生活品质。已罹患肾脏病者，在目前尚没有可完全治愈的有效药物的情况下，从饮食调养着手，也是最好的方法，可借以强化体质，增进体能，提升免疫功能，增强自愈力。

肾脏在人体内的角色地位

肾脏是人体泌尿系统组织的一部分，位于腹部后面，脊椎两侧的腰上，当后腰部的肋骨缘下面，也就是最后一根肋骨（第十二根）与脊椎相接的夹角地区，左右各一，右肾因上有肝脏压迫，比左肾稍低。肾脏形状就像蚕豆般，长10～12 cm，宽5～6 cm，厚3～4 cm。

肾脏的基本构造及功能单位，称之为肾元。每个肾脏约由100万个肾元所组成，每个肾元则包括两部分：肾小体和肾小管。肾小体有肾丝球和鲍曼氏囊，主要工作是过滤血液中的物质。肾小管又分为近曲小管、亨利氏管、远曲小管；主要是尿液产生的地方。集尿路不属于肾元，是收集远曲小管内的尿液，将之送至肾乳头，最后注入肾盂，到输尿管而进入膀胱。

这也是大部分人都知道的肾脏主要功能：消除体内的废物以及排泄多余的水分。肾脏每天制造滤液，过滤液体160～190 L，其中1～2 L会变成尿液，被排出体外。而尿液的产生是经由一个非常复杂的排泄与再吸收的过程，目的是要维持身体上化学物质的平衡状态，例如酸的平衡、碱的平衡、钾跟钠，即电解质的平衡。所以，肾脏不但要清除废物，还负责维持人体盐分、钾离子以及酸的平衡。

肾脏同时是血液净化器官。食物中的蛋白质与体内代谢后所产生的废物会进入血液中，由肾脏来负责过滤血液中的含氮废物；同时，除了过滤血中毒素，净化血液，使体内血液畅流无阻，肾脏还执行重要工作如分泌荷尔蒙、肾素，控制调节血压的高低；释放红细胞生成素（EPO），刺激骨髓制造红细胞，维持身体上红细胞产生的机能；同时，合成产生活性维生素D，控制钙离子，维持骨骼钙质水平和身体正常的化学平衡。

综合来说，肾脏是一个重要的化学工厂，其功能运作，是维持人体生命活动与存续的基础之一，不但为机体输送营养物质，维持机能正常运作，维系生命的存续；并且净化血液，清除体内废物，维持人体水分的平衡，分泌荷尔蒙协助控制血压，释放红细胞生成素，维持红细胞正常代谢；健康肾脏的整体功能，营造了人类优质的机体环境，架构了我们健康的生命基础。

避免肾脏过度负荷

肾脏有很强的储备能力，除了某些症状明显的病型之外，即使肾功能已降到只剩50%，也未必有明显的临床症状，很多人是在不知不觉地情况下肾脏病已上身，未免受肾脏病之折磨，平时加强注意某些小细节，肾脏健康则多一分保障。

不憋尿：有尿意就要上厕所，尿液潴留在膀胱里太久很容易繁殖细菌，细菌可能透过输尿管感染到肾脏，引发炎症。

补充水分：每天要补充足够的水分，维持正常排尿，防范肾结石产生。同时要求水的品质，避免饮用污染水，如受重金属污染、辐射污染、农药污染等，都会戕害肾脏；饮用市售饮料也应了解其成分及添加物，尤其是肾功能降低或已罹患肾脏病者，不合格或不适当的加工食品添加物都会加害肾脏。

不乱服成药：没有医生处方自行购买抗生素、壮阳药物等成药，不当服用或过量都会妨碍肾脏功能，尤其是利尿剂，未经医生处方不宜自行购买服用。

慎用止痛剂：疼痛症、痛风、风湿痛等症，需长期服用消炎药、止痛药者，应由专业医生会诊肾脏专科医师处方，自行长期服用，恐将严重伤害肾脏。

避免暴饮暴食和过食肉类： 饮食过量，尤其是嗜食动物肉食，因大量摄取动物性蛋白质，代谢后所产生尿酸及尿素氮等废物，皆需由肾脏来负责排出体外，将增加肾脏的负担；均衡饮食可以保障肾健康。

链球菌感染需根治： 喉咙、扁桃腺等受链球菌感染发炎，需立即根治，疗程不要中断，以免链球菌感染致肾脏发炎，尤其是儿童更不得疏忽。

肾脏病要找专科医师治疗： 不幸罹患肾脏病，要找肾脏专科医师做适当诊治；平时以中医药进行肾功能保健，也要找有正当营业许可的合格医师。乱服秘方或偏方，一旦加速恶化或衍生并发症，反会误了治疗时机，严重者可能演变成尿毒症，终生要靠洗肾度日。

妇女怀孕前作肾脏功能检查： 特别是高龄妇女，建议在怀孕前最好检查有无肾脏病，或肾功能低下等状况，避免在不知自己患有肾脏病之情况下怀孕，而使肾脏病恶化成尿毒症。

控制高血压： 如有高血压，请找专业医生处方服降压药，将血压值控制在安全范围内，因肾脏里有丰富的血管，长期的血压高会持续破坏肾脏组织。

控制糖尿病： 因肾脏里有精密的微血管网，而糖尿病患者的血管会慢慢地硬化，尤其是末梢微血管；糖尿病严重时，也可能影响肾功能，根据临床统计有20%～25%的洗肾病人是糖尿病末期患者。

定期检查肾功能： 每半年至一年要进行一次尿液筛检及血压检测。多半肾脏损坏的过程是在不知不觉中进行的，甚至功能已损坏50%还不知情，等到身体感到不适时，很可能已濒临肾脏病末期。

理清肾脏病与肾虚： “肾脏病”在西医属泌尿系统，与中医所称“肾虚”的诊治理疗范围不一样。在临床上的诊治要理清，肾脏病患者需进行洗肾、血液透析治疗者，并非中药调补肾虚即可痊愈；而平日的着重保健、调补肾气，传统医学的汉方辨证则有其擅长之处。

生活及饮食上应注意的小细项

一、生活上应注意的小细项

肾脏病患者或是肾精气虚弱者，以及肾经脉气血循环不良的人，在日常生活中，有些看似无所谓，没多大影响的小细节，若不注意都可能危害健康。

保持身体温暖：寒气和低温是肾脏病患者的天然大敌，寒冷天气、低温的环境，会使流经肾脏的血液量减少，肾脏机能都会随之衰退，也可能造成新陈代谢亢进；要疗养肾病，增补肾精气，维持肾经脉正常循环，要特别留意温度变化，注意保持体温，长时间在冷气房、冬泳冷水、洗冷水浴都应避免。

保暖工作是不分季节的，即使大热天也避免碰冰水，在季节交叠之际尤其要注意气温变化。并建议女性朋友少穿迷你短裙，膝盖要保暖。也避免裸脚踩石质地板，以保持足部暖和，为了保暖，夏天也应穿袜子。淋到雨要随即处理，不要任由衣物或身体湿嗒嗒的。

慎防遭受感染：感染也是肾脏病的大敌，感冒、扁桃腺炎、皮肤发炎化脓、身体浮肿、尿色尿量变化、血压上升以及急性肾炎反复发作，都会影响肾脏病疗治的效果；平日即要注重个人卫生，保持皮肤清洁，注意流感，防范感冒；一旦有发炎现象，在第一时间就妥善处理；有蛀牙、齿槽脓肿亦不容小觑。

适宜规律的运动：运动的种类、量多寡及其持续性，除了听专业医生的嘱咐，亦要配合个人自觉症状的轻重来调节。尤其是急性发炎期间，要静养，状况稳定后，依个人体况，以不激烈、不过量为原则，持续规律运动，并适量补充水分。即使要加强运动量，也应循序渐进，让身心逐渐适应，不宜骤然突增。

慎用止痛剂、退烧药：止痛剂、退烧药物的代谢要透过肾脏，会影响肾机能，应依医生处方，包括利尿剂、抗生素，绝对都不要自行购买成药滥服。

二、饮食上应注意的小细项

肾脏发炎要特别控制饮食，尤其是食盐、蛋白质和水分的摄取量。伴有高血压的肾脏病绝对要限制盐量，肾机能低下控制水分摄取量是必要的。肾机能低下者，无法将蛋白质代谢后产生的尿酸及尿素氮等毒素，完全自尿液中排出体外，会蓄积在血液中，引起尿毒症，限制对蛋白质的摄取，才能降低肾脏负担。

即使肾精气虚弱或肾经脉血循环不畅的人，平日也当多注意饮食均衡，节制盐分、蛋白质之摄取量，并补充适量的水分。

饮食问题，并非等身体出现不良状况才重视，平日就要慎选食材种类、注意饮食均衡，排除不良饮食习惯，肾虚、肾经脉循环有碍者，建议多运用本书所提供的料理来调理，以维护体内环保，巩固健康防线，有效提升免疫功能和自愈力。

而肾脏病患者及肾脏机能低落者，在饮食上则更应节制某些食物的摄取量，排除不利于健康食物继续干扰身体的平衡，简述应节制的饮食如下：

猪肉、牛肉、红肉鱼类：这一类食物含有丰富的动物性蛋白质，被认为是诱发肾炎的食材之一。红肉鱼如鲣鱼、鲔鱼、鲭鱼等，除属高蛋白食物外，其亚麻油酸成分中，含有大量不饱和脂肪酸，虽是人体必需的脂肪酸，对健康十分有益，但比较容易酸化，对肾机能低或发炎者而言，反而会增加肾工作的负荷量。

牛乳及乳制品：肾炎的发病，临症上有医者认为也当考虑患者是否属于过敏性体质？换言之，牛乳及乳制品不但富含动物性蛋白质，如乳酪等，也可能是过敏原，可能诱发肾炎，摄取量当控制；如果确定是个人的过敏原，则避免食用。

过度精致的食物：例如白米、白面包、白面条等食材，经过琢磨加工后，原有的营养素，如维生素、酵素、矿物质等，多被磨掉，成分已有所偏失，人体摄食之后无法达到平和的代谢作用，长期食用精致化食品，被认为是造成各种文明病的祸首之一，对肾脏机能也会造成一定程度的危害。建议多食五谷杂粮、全麦面包、原味坚果等保持原始风味的食物，能均衡地提供身体所需营养素。

白砂糖：因为食盐摄取量被限制，或许会考虑以糖代盐来调味，这对肾脏病患者而言也是具有危险性的。特别是白砂糖，所含的天然营养素几乎已消失殆尽，而且过食精制砂糖也会影响动脉的健康，当然也会波及肾动脉。同样的，一般的甜食、甜点、清凉饮料等，也都添加了不少的白砂糖，都要节制。平日可适量选用蔗糖、乌糖（黑糖）、甜菜糖等取代白砂糖。

腌渍物：腌渍物如酱菜、豆腐乳、腌鱼、咸菜等以大量盐巴渍藏的食物，或是盐制的萝卜干、虾米、咸鱼干……以盐烹煮的海产物，如海苔酱、煮昆布等，所含的盐分是十分惊人的；还有各式各样的蜜饯，无论甘口或咸味，都是添加了许多盐或糖来制作的，甚至还加有多种化学品、人工色素、防腐剂等等，这对肾脏的杀伤力不可小觑。

刺激性强的辛香料：近代，肾脏病医学证实，像咖喱粉、辣椒、胡椒、姜、芥末等辛香料，对一般人的健康而言，有一定的保健效益，但对肾障碍者言，为健康安全之考量，还是注意为要。

酒精类饮料：酒精类饮料有刺激、兴奋作用，在急性肾炎之际，或是肾机能已降低，或是尿毒长期洗肾者是绝对禁止的；即使在稳定期，也当严加控制饮量。至于肾气虚弱、肾经脉气血循环不良的人，则另当别论，适量地服用适肾的药酒，或是取用烹调食疗餐，则有促进肾经脉循环、增进肾精气之实效。

禁烟或戒烟：不吸烟可以保护肾脏健康，烟不仅对心肺功能有碍，也不利于血管健康，肾脏是血液净化器官，当然烟也会影响到肾脏，增加肾脏过滤血液的负担。除了个人不吸烟之外，也避免长期身处在污浊空气中吸二手烟。

自我检测肾功能健康

肾脏有很强的储备能力，即使肾功能已经降到只剩50%，也未必会出现明显的临床症状，常是在不知不觉间已危害健康，所以医学界有称肾脏病为“隐形杀手”的，平日就要留意个人的身心反应，防范于未然，根据自己最近1～2周，或是一段时间以来经常出现的身体情况来回答以下问题：

※在一杯清水中倒入少量尿液，水是否仍然清净？

※正常饮水情况下，是否须起床夜尿3次以上？

※是否排尿无力、淋漓余沥不尽？或有遗尿现象？

※运动后常出现血尿？

※早晨起床，脸庞或眼皮是否浮肿？

※不提重物，爬到30阶楼梯就觉得两腿无力吗？

※膝盖常有发冷、酸软疼痛的情形吗？

※坐着看电视，1～2小时就觉得腰酸背痛吗？

※常不自觉地把手抚住腰后才觉得舒服吗？

※脚跟常无名疼痛，尤其清晨醒来甚至痛到无法踏地？

※下巴部位的颜色比起脸部其他部分部位明显暗浊吗？

※下巴部位经常长痘疹吗？或是肤色特别暗浊吗？

※做饭时，站立超过1小时就会感到双腿发软吗？

※很容易倦怠，总想闭目养神，注意力无法集中？

※常出现耳鸣或暂时性耳聋的现象吗？

※牙齿松动、牙龈浮肿？

※梳头或洗头时，头发会大量脱落吗？

※总感到有困意，却睡不着；好不容易睡着，又容易醒？

※睡眠品质低下，多梦又常辗转失眠？有健忘倾向？

※出现月经量稀少？经期延迟？

如果回答“是”不超过3个，肾气足、肾功能及肾经脉循环健康，应继续保持良好的生活步调和饮食习惯。

回答“是”在3～5个，或因最近常熬夜，或因房劳过度，或饮食口味不正常，建议及时矫正，不要掉以轻心等闲视之，否则日久一定伤肾气。

回答“是”在5～7个，说明有害于肾脏功能动作的生活习惯或饮食习惯已存在一段时日，肾脏已出现轻度“肾虚”症状，应正视这些现象，并找专业医师进行药物及食物调理。

回答“是”在7个以上者，你的肾脏已出现明显“肾虚”症状，应尽速觅专业医师就诊，食疗药疗同步进行，更重要的，生活起居及饮食习惯都应随之调整，并配合一定质量的益肾运动或按摩。

【一般调理篇】

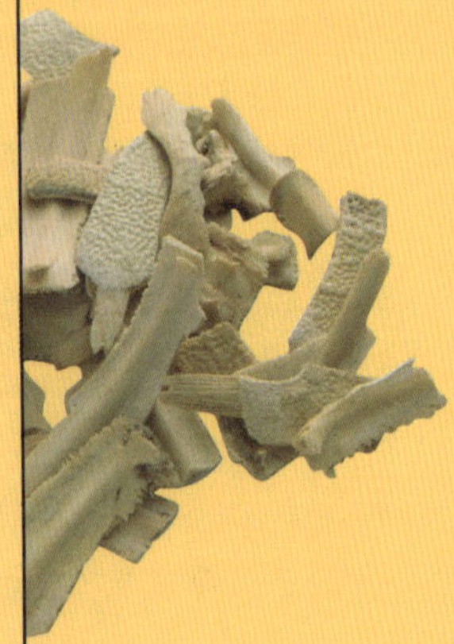

一般调理的方式十分多元，所选用的食材也无特别限制，因为从“寓医于食”、“药食同源”观念的衍生，可以明了一个事实：摄生与治病是一体的两面，任何食物只要烹煮得宜、质量恰当，都能发挥养生保健、食疗愈病的效果。

料理方式包括煮、蒸、煎、炒、炸、卤……各种我国主流烹调方式皆无不可，然而要从少油少调味、崇尚自然、符合健康等条件来考量；选择素材亦以经济实惠、新鲜营养、有益健康为出发点。在此提供粥饭、汤水、热菜、小菜、甜点茶饮等多类料理，以“治未病”的概念实践滋养肾脏及各脏腑的目的，是以本书所提供的食饮是着重在如何滋养肾气，与肾脏病患者的特定饮食是有所区别的。

在此，特别要阐述粥饭的养生效益，因为这是巩固健康的第一要素。

谷物类食品，尤其是米和面粉，自古迄今都是国人的主食，能提供丰富的碳水化合物，以及相当数量的维生素B族和多种矿物质，是人体能量的主要来源。相对于“肾为先天之本”，“脾胃为后天之本”，脾胃是人体生化的根源，两者互为阴阳表里，同为“仓廪之官”，负责人体摄纳食物的工作。食物经过脾胃消化吸收，转化为营养物质，与人体消化吸收、营养转输、血液生化及情志表现等活动息息相关，对健康有决定性作用。

由于谷物类食品都可以调中健胃、补脾益气；脾胃健康则循环良好，身体器官组织可获得保健。特别是，脾在心、肾交流过程中，扮演着枢纽角色，心属火，肾属水，心肾相交，循环正常，则水火相济，阴阳和谐，肾气充实。脾胃即为人体后天之本，若伤脾胃则诸病所由生也；所以，要调理五脏六腑，包括肾脏，就要从保养脾胃着手，这是维护健康的最前线，有鉴于此，本书之首即提供补益脾胃的粥饭篇。

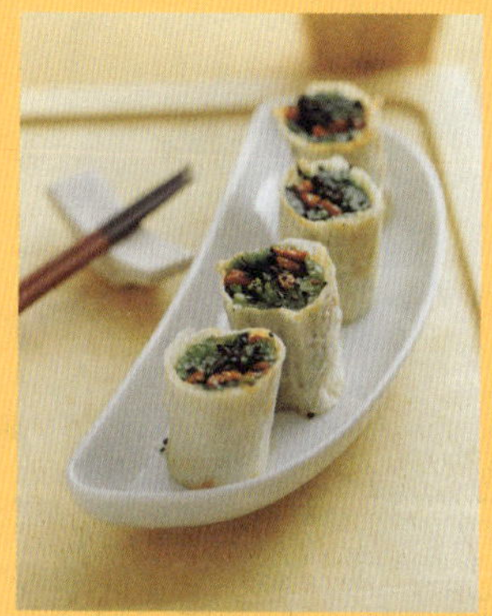

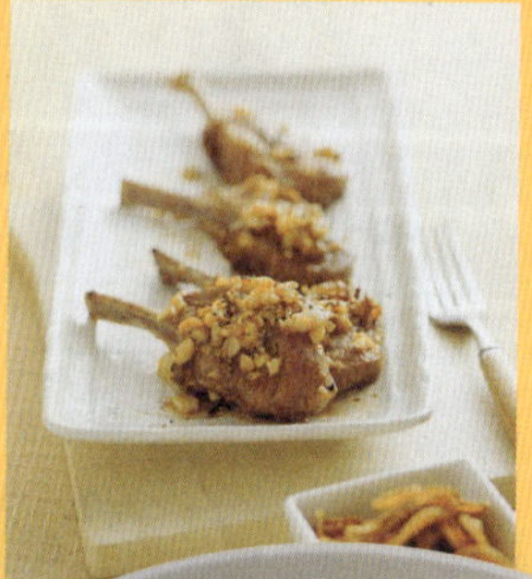

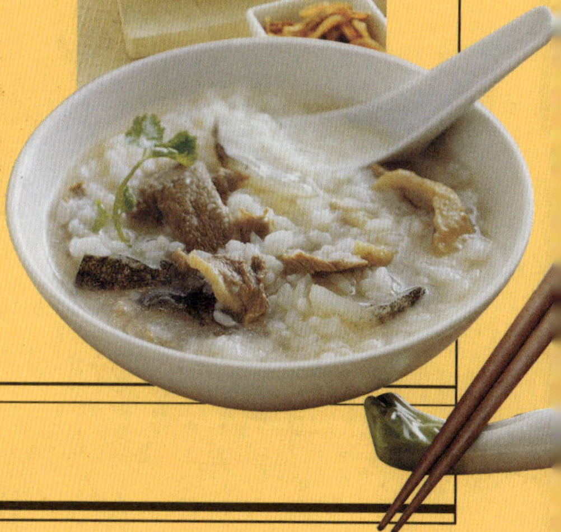

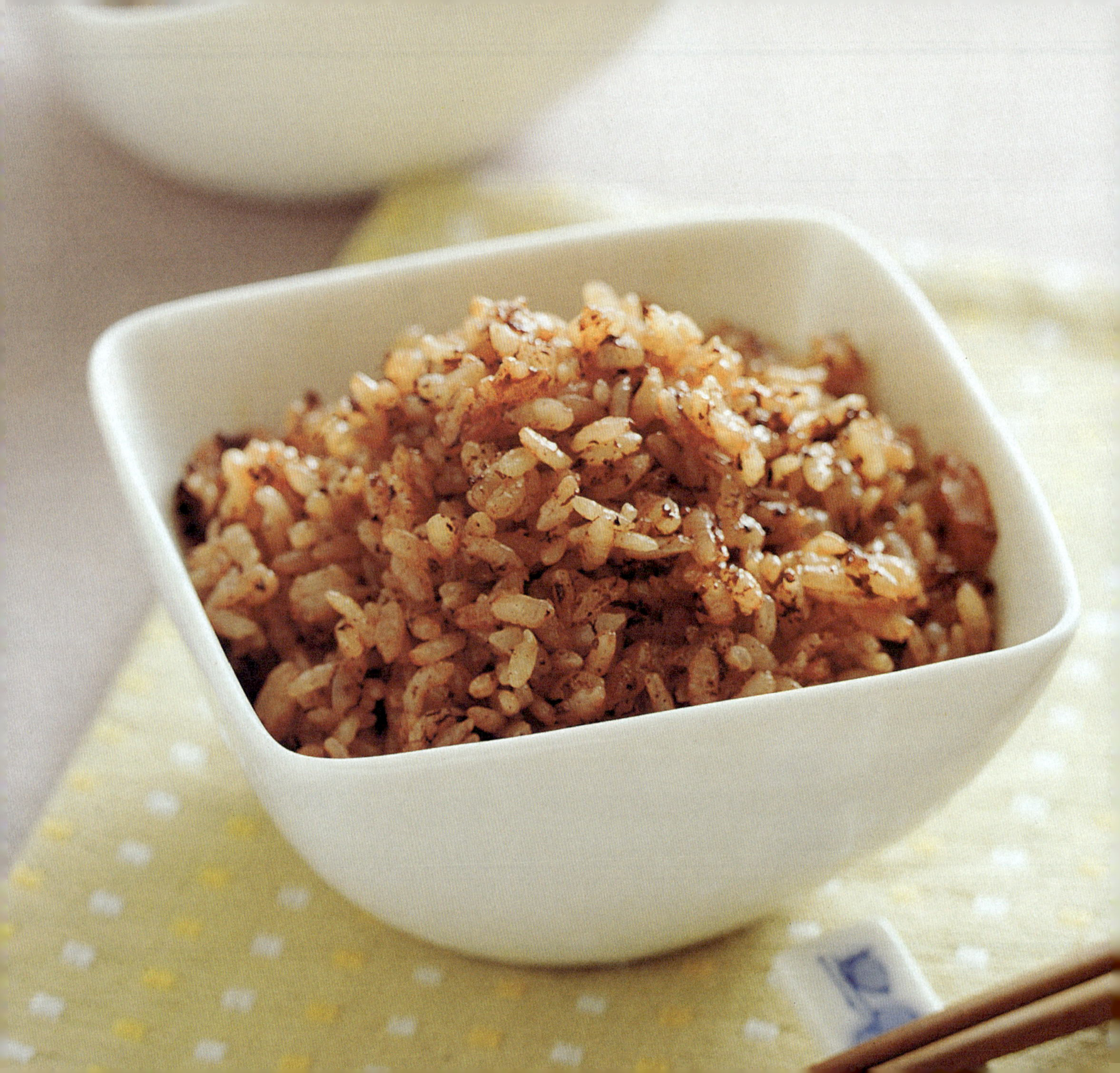

红糟饭

健脾养胃、活血益气、促进消化、改善夜尿、促排产后血瘀

材　料　白米2杯、红糟酱1大匙、姜1小段

调味料　酱油1大匙、米酒1大匙、细砂糖2小匙

做　法

1. 白米洗净；姜洗净，拍碎后切末备用。
2. 热锅，加入少许油，放入姜末炒香，再加入红糟酱用小火炒匀，接着放入所有调味料及水1大匙拌炒均匀即可熄火待用。
3. 将洗好的白米放入电子锅内锅中，把做法2煮好的调味汁倒入和匀，再加入2杯水后移入电子锅煮饭，按下开关，待开关跳起，续焖10分钟即可食用。

保健记事

※红糟是由糯米与红曲菌混合后发酵而成，近代医学证实红曲食品含有多种对人体有益的重要物质。红曲能健脾消食、帮助消化，改善食积饱胀、消化不良，协助去油解腻，为忙碌现代人排除身体的负担。还能活血化瘀，治产后恶露不净、瘀滞腹痛，并调理经带不顺。红曲又能行药势，有通经络作用，对跌打损伤之气血不通及瘀血乌青亦见效。

※红曲被认为是调理高血压的良品，因它含有“还原酵素抑制剂”，可调节高血脂，降低胆固醇，并改善体内脂肪组成，减缓心血管疾病的症状；同时是天然的抗腐败菌、抗氧化剂，有保鲜及防衰作用。民间也取红曲来改善小孩和老人夜尿，以及疗治轻度气喘病。

注意事项

坊间有很多红曲产品，对正在服用降血脂药物的人不适合食用，会妨碍药效。亦不要同时饮用葡萄柚汁，会影响血浓度。对来源不明的红曲，建议孕妇勿食用，因培养不良的红曲在发酵过程中会产生附属产品橘霉素毒菌，影响胎儿发育。根据卫生署相关报道，患有重大疾病、感染症、肝病或经外科手术等情况，亦建议不要食用红曲。

栗子饭

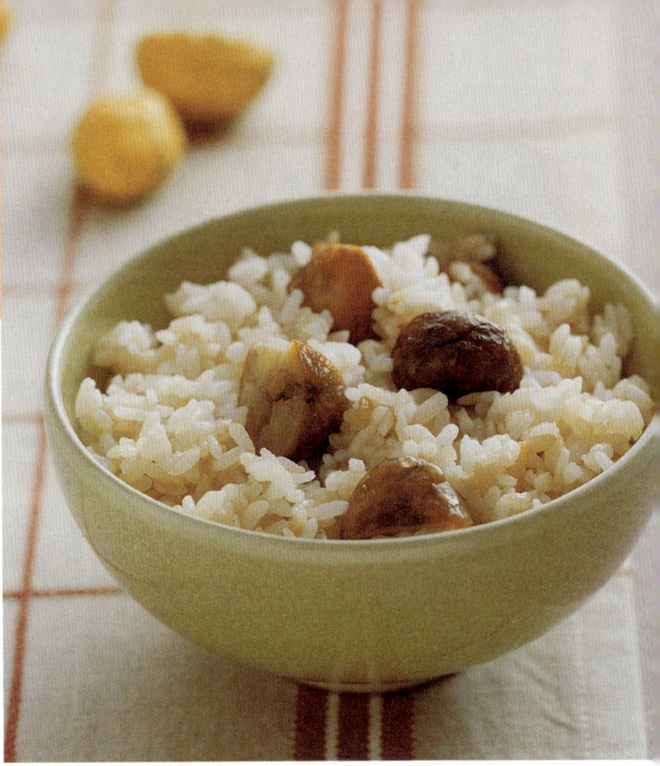

材　料　栗子200 g、白米2杯

调味料　盐1/4小匙

做　法

1. 栗子洗净，每粒切对半。
2. 白米洗净，放入电子锅内锅，加入2杯水，再把栗子摆入，加盐混合和匀后移入电子锅煮饭，按下开关，待开关跳起，续焖10分钟即可食用。

保健记事

※栗子是优质的滋补干果品，被认为是“肾之果”，其益气补肾、健脾厚胃效果明显，可改善体虚衰弱、腰酸尻冷、腿软膝痛。同时，栗子富含碳水化合物和蛋白质，可代替白饭、面包等主食类；另含有钙、磷、铁等元素，对维护骨质、强化神经系统、防止疲劳、恢复血色、修复身体都有助益，也有助维持肾脏正常机能。

滋补肾气、补益脾胃、改善体虚、防止疲劳、缓和腰酸膝软

※栗子饭能补脾胃益肾气、强腰骶、消脚肿及舒缓肌肉疲劳，特别能补益老年性肾气不足，同时又能发挥全身性的滋补作用。

注意事项

常口干舌燥、心烦失眠、眼睛分泌物多、便秘、腹胃胀满的人，不宜一次吃太多。栗子和米饭糖类含量都高，糖尿病患者不宜多吃，实施减重计划的人也要限量。

桂圆白果饭

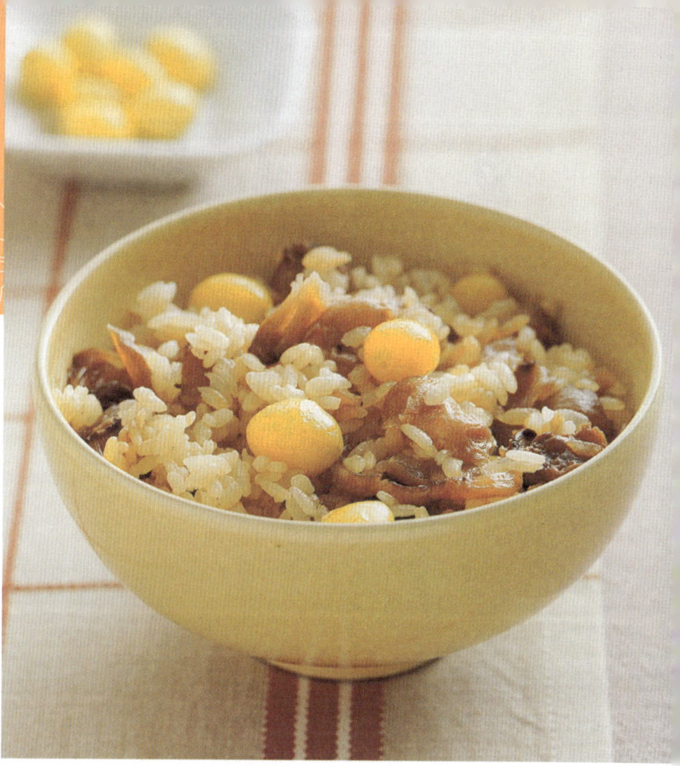

材　料 白米2杯、桂圆100 g、罐头白果20粒

做　法

1. 白米洗净，放入电子锅内锅备用。
2. 桂圆剥散，用热水浸泡一下，去除杂质后滤干。
3. 将桂圆、白果均匀放入白米上，加水2杯后移入电子锅煮饭，按下开关，待开关跳起，续焖10分钟即可食用。

保健记事

※桂圆即龙眼，有益智作用，自古即被认为是健脑长智、益脾补血的滋补品，能调理气血不足、贫血，改善健忘失眠、记忆力减退、心悸恐慌、血虚痿黄，并防范早衰性老人痴呆、神经衰弱，对病后调补、产后补虚皆宜。

※白果即银杏，有固肾补肺、益气定喘之效，能敛气化痰、缩小便、改善气喘咳嗽，对久咳不愈、咳嗽遗尿、肾气不足、女性白带、男性遗精、小便频数、老年体虚有效。

※本品补益作用佳，最适合作为体弱、妇女、银发族之滋补品。

补益心脾、安神养血、健脑益智、调补体虚、缓和健忘及记忆力减退

注意事项

白果具小毒，通常是炒熟、火烤或水煮后再食用，但也不宜一次大量食用。火热体质、便秘、口臭、眼屎多、有发炎症状、齿痛牙龈肿、眼睛红赤肿痛者，或是咳嗽但痰浓黄黏稠者并不宜。不要一次大量，多食易滞气、妨碍消化。

乌糖姜饭

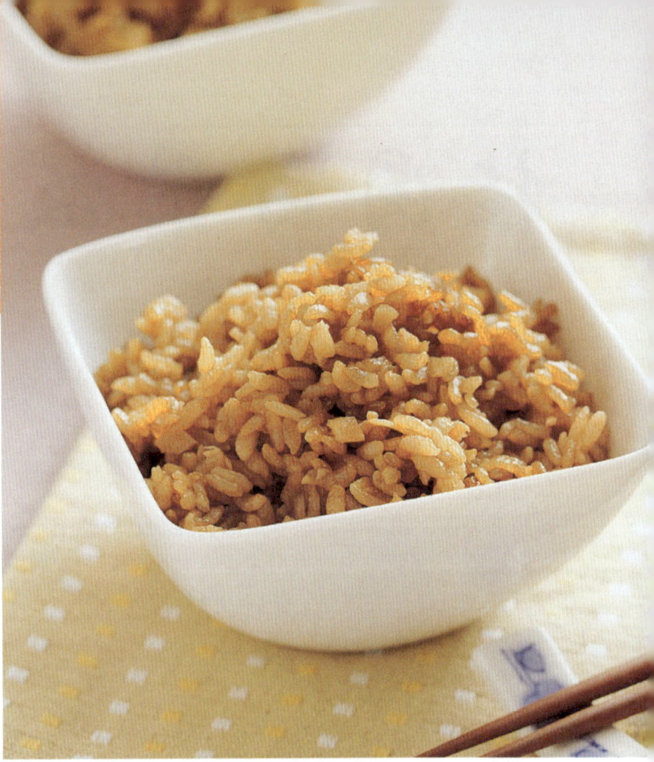

材料 白米2杯、乌糖2大匙、嫩姜1小段

做法

1. 嫩姜洗净，拍碎后切末备用。
2. 白米洗净，放入电子锅内锅，加入2杯水，再加入乌糖、嫩姜末混合拌匀，移入电子锅煮饭，按下开关，待开关跳起，续焖10分钟即可食用。

健脾暖胃助消化、行血散寒止疼痛、润补肾气调虚弱

保健记事

※乌糖的主要成分是蔗糖，属于双糖，不但富含碳水化合物可提供热能之外，因精炼程度比较低，不到80%，保留了不少微量元素及维生素，特别是钙、铁、镁、钾、铬及叶酸等成分，营养价值比白糖、砂糖高，对防止贫血、降低血压、预防血管硬化、防范骨质疏松、协助抵抗忧郁症、减轻紧张疲劳、缓和酸痛的效果较显著。

※乌糖性温味甘，能健脾暖胃，帮助消化，还能行血活血，散寒止痛，女性体虚痛经时，很适合进食乌糖类食品。乌糖还具有益气作用，能润补肾气，提高肾脏净化血液的效能，经常食用可调理虚弱、促进食欲、补充营养，有效改善全身营养状态，特别是产后、大病初愈、老人虚弱，都有疗虚进补作用。

注意事项

乌糖姜饭热量极高，肥胖者、糖尿病患者应节制摄取量。吃了一般糖类或是糖制食品，应即时刷牙或漱口，以免造成龃齿蛀牙。

红豆黑芝麻饭

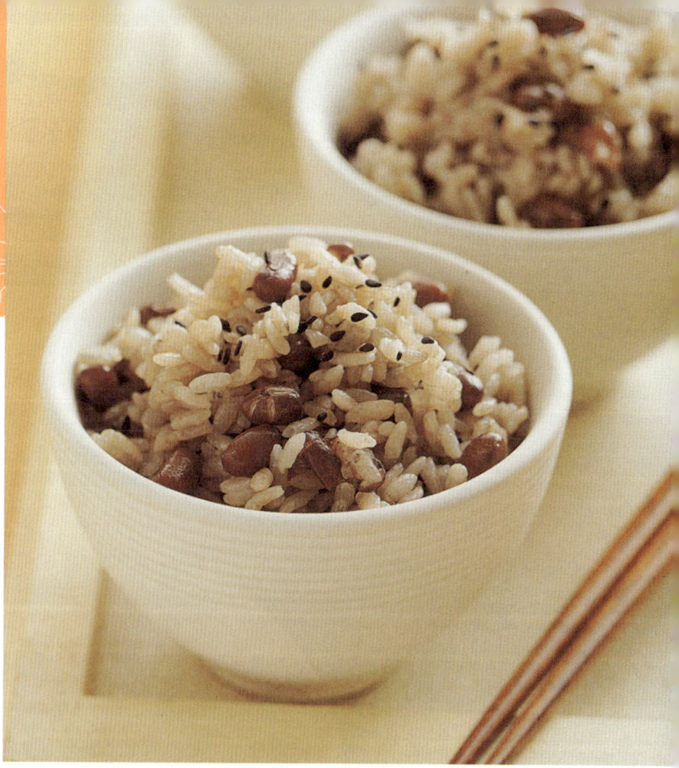

材　料　白米2杯、红豆1杯、黑芝麻1大匙

调味料　盐1/4小匙

做　法

1. 白米洗净，放入电子锅内锅中备用。
2. 红豆洗净、泡软后放入汤锅里，加入2碗水，先用大火煮开，再转小火煮约20分钟，随即把红豆捞出，放入白米中，再舀入红豆水1½碗一起放入白米中。
3. 最后加入黑芝麻与白米、红豆、盐混合和匀，移入电子锅煮饭，按下开关，待开关跳起，续焖10分钟即可食用。

保健记事

※红豆在中药用药上称为赤小豆，含有较多的皂角苷，可刺激肠道蠕动，有良好的利尿消肿作用；同时具解毒排脓功效，能解酒醒宿醉、排痈肿疮毒。红豆还含多量膳食纤维，能润肠通便、调节血压、血脂、降低胆固醇。经常配食，对肾脏病及心脏病之水肿均有一定的消肿效果；孕妇水肿亦适合，产妇及哺乳期多吃红豆还有催乳、增生乳汁之效果。

补益脾胃、利尿消肿、整肠通便、改善须发早白、调补虚弱、助体力回复

※黑芝麻补益效果佳，所含芝麻素和不饱和脂肪酸，有优异的抗氧化效果，不仅抗老防衰、减轻疲劳、保护心血管、维护肝功能，并抗癌抗肿瘤。同时对肾精气不足、身体虚弱性之脱发掉发、须发早白有一定改善效果，并增进肌肤柔润与弹性。

注意事项

红豆利尿，频尿的人少吃；夜尿的人傍晚后即少吃红豆类食品。芝麻和红豆都能润肠通便，习惯性腹泻或严重腹泻时皆不宜大量进食。

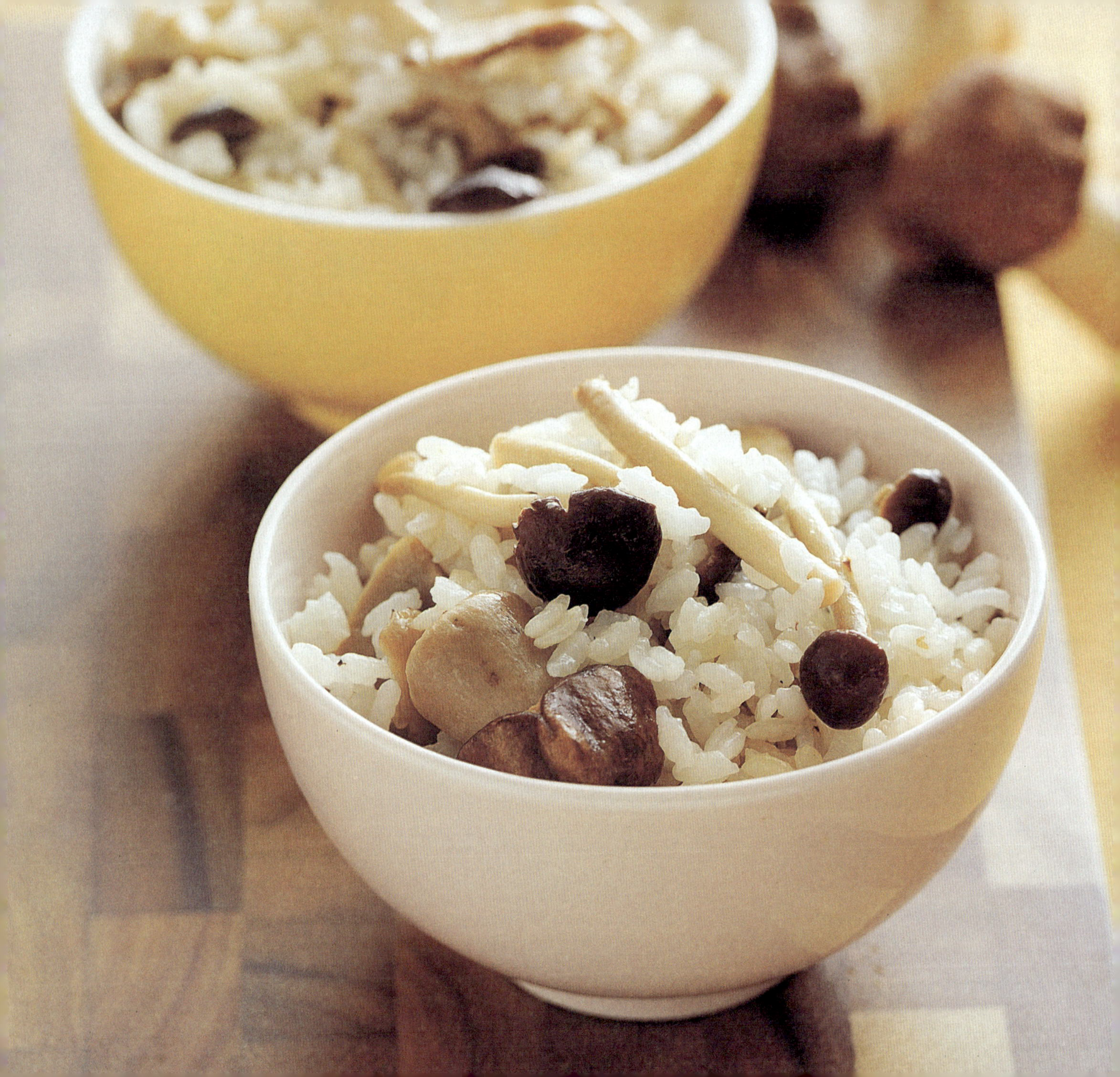

百菇饭

增强抗病力、提高免疫功能、
能抗癌防文明病

材　料 白米2杯、新鲜香菇2朵、新鲜巴西蘑菇2朵、松茸菇1小包、金针菇1小撮

调味料 盐1/4小匙

做　法

1. 白米洗净，放入电子锅内锅备用。
2. 将香菇、巴西蘑菇洗净，切下蒂头后切片状，菇身切片；松茸菇及金针菇切掉根部后洗净，切小段备用。
3. 烧开一锅水，放入所有菇类汆烫一下，迅速捞出沥干后加入白米中，接着加入2杯水及盐混合拌匀，移入电子锅煮饭，按下开关，待开关跳起即可食用。

保健记事

※菇类具有高蛋白、低脂肪、多纤维、多糖体、多氨基酸及多维生素的营养特色，可促进体内的吸收效益，增强人体抗病力和免疫功能，还能抑制某些癌细胞生长。其中，香菇补肝肾、健脾胃、益脑智、安心神；巴西蘑菇止便秘、促排毒、降胆固醇、抗癌防肿瘤；金针菇则防便秘、尿道结石、高血压。综合而言，百菇饭可以改善人体新陈代谢、增进抗病力、提高抗癌能力，并对抗多种文明病，如糖尿病、高血压、高血脂、肠胃溃疡、忧郁症等，兼具食疗与药补的保健效益。

※菇类普遍含有比一般蔬菜高的蛋白质，以及某些必需微量元素，具有菇质鲜嫩、味道甘美、香气浓郁的特色，取来烹煮米饭，其氨基酸所释放出来的香甜也独具风味，一般人都适合食用，特别是心血管或消化系统疾病、癌症患者，或体弱多病、食欲不振、更年期妇女皆适宜常进食。

※百菇饭可随个人口味或是季节性，选取不同菇类来烹调，除了香菇、巴西蘑菇之类鲜品、干品皆宜，此外，草菇、蘑菇、秀珍菇、金针菇、鲍鱼菇、松茸菇等等都以鲜品为佳，少选用已加工处理泡在液体中之袋装品。

注意事项

吃菇类饭并无特殊禁忌，但建议不要过量；烹煮时也不要加人工调味料如味精、鸡精粉、鱼骨粉等，因其中富含多种氨基酸，自然会释出天然的鲜美味道。

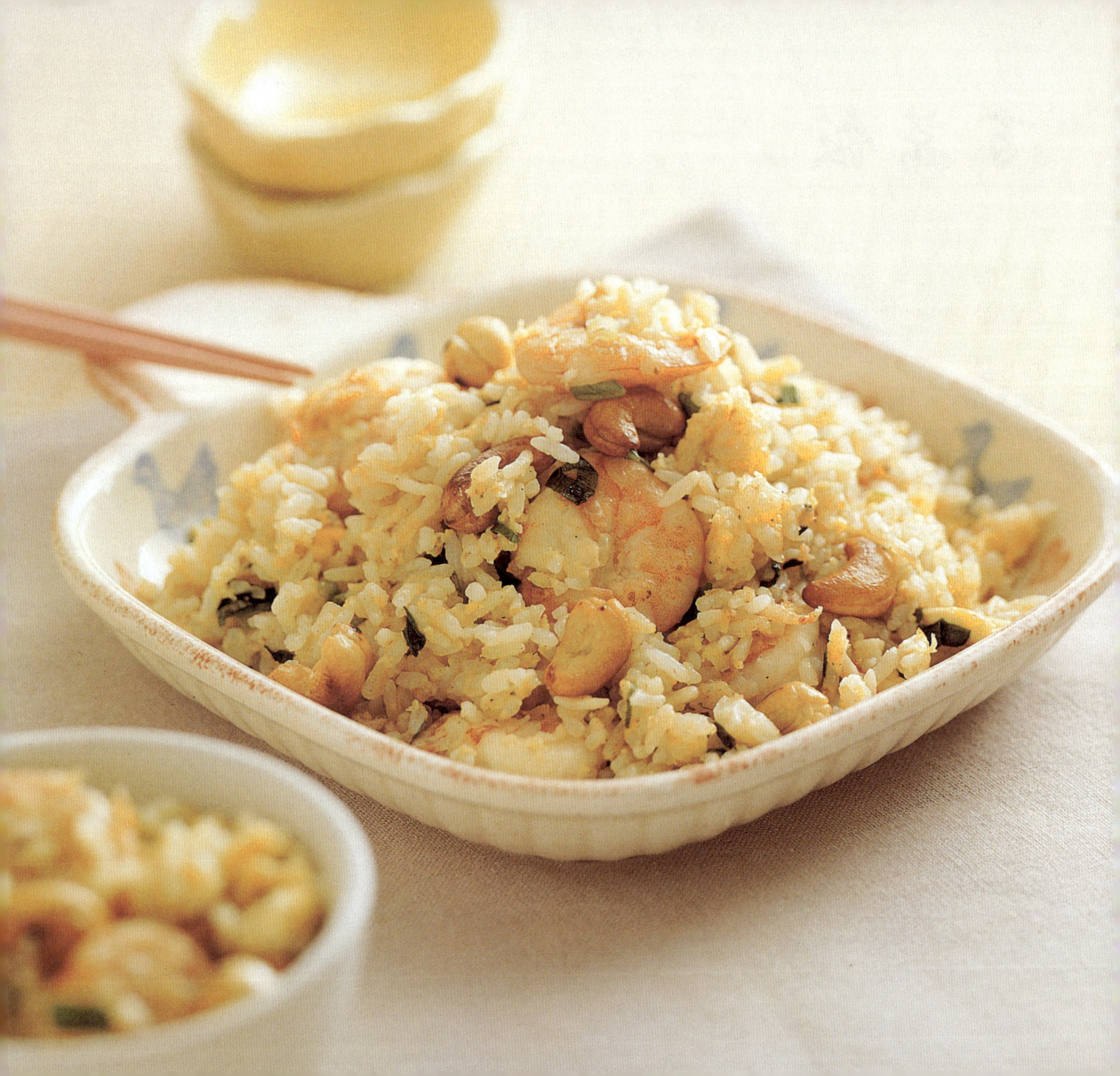

腰果虾仁炒饭

调补肾阳、维护心血管、
促进发育成长、抗忧郁解烦躁

材　料 白饭2碗、虾仁200 g、腰果2大匙、蛋2个、葱2支

调味料 盐1小匙、米酒1大匙

做　法

1. 虾仁挑除肠泥后洗净、沥干；蛋去壳，放入碗中打匀。
2. 葱洗净，切除头须后切葱花。
3. 热锅，加入1大匙油，先放入虾仁炒熟，再加入白饭拌炒均匀，接着倒入蛋汁、加入调味料拌炒，待蛋熟时，加入腰果炒香，最后撒入葱花炒匀即可盛出食用。

保健记事

※腰果如肾的形状，堪称为腰之果，能滋阴补虚、固精益肾，调理肾阳不足腰酸、筋骨无力。其含有蛋白质、多种矿物质及维生素、不饱和脂肪酸等成分，有多种调养功效，能维护心血管健康，预防改善心脏病、脑中风、心肌梗塞、高血脂症、动脉硬化；并抗氧化，防癌变，润泽皮肤使有弹性，美化脸色，也能消除疲劳、补充体力；还有催乳功效，妇女产后乳汁分泌不足可常食用。

※虾的补肾壮阳效果一向被肯定，是肾虚阳痿、遗精、小便频数者不可缺的食疗品。同时，虾富含蛋白质和矿物质，对健康极有助益，可调节心脏活动、防止动脉硬化、降低紧张烦躁、抵抗忧郁焦虑，并舒缓神经和肌肉，也有通乳效果，小孩、孕妇、哺乳妇、老人都适合。

※腰果虾仁炒饭适合各种年龄层，特别是发育成长中的儿童或青少年，常食能摄取充分的营养素，对骨质发育、身高、体重、体型都有正面影响。其他族群依身体需求，适量食用，有一定的补益功效。

注意事项

腰果含有较多的油脂，肠炎腹泻、痰多浓稠者不宜多食。除了入菜，直接生食不再经过油炸或裹糖粉，则可减少油脂和热量之摄取，更益健康。虾仁则属发物，过敏性体质、有宿疾难愈、哮喘、支气管炎者不宜。

纳豆海苔饭

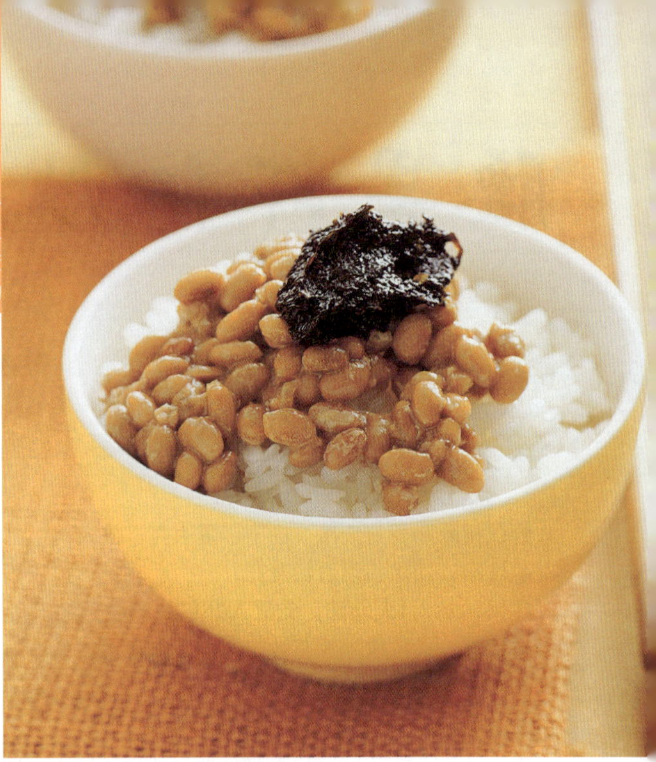

材 料 白米2杯、纳豆2大匙、海苔酱1大匙

做 法

1. 白米洗净，放入电子锅内锅中，加入2杯水后，移入电子锅煮白饭，按下开关，待开关跳起，续焖5分钟即可盛于饭碗中。
2. 将纳豆先放入碗中，用筷子搽拌出丝后淋在白饭上，最后放上海苔酱，食用时拌和均匀即可。

促进心血管健康、预防骨质疏松、调节内分泌、维护甲状腺机能

保健记事

※纳豆是黄豆通过纳豆菌(枯草杆菌)发酵的食品，过程中产生了多种生理活性物质，主要成分含有多种酵素、抗菌物质、皂角苷、卵磷脂、异黄酮及多种维生素、矿物质、氨基酸、黏蛋白，营养多元且丰富，可以抑菌、整肠解毒、促进食欲，是天然的保健物质，深受日本人欢迎的长寿健康养生食品。

※近年来经医药学界临床验证，纳豆有增强心脏与改善血管健康作用，能溶解血栓，预防高血压、动脉硬化、脑梗塞和中风；同时能防止老化、提高记忆力及保护肝脏，并可预防骨质疏松症，缓和腰酸背痛。

※搭配海苔食用，可摄取丰富的碘质，能调整内分泌失调，赐予活力，提高动能，并调节体内脂肪分布状况。

注意事项

纳豆海苔饭可调补脾胃、润养肾气，但如果已罹患肾病则不适合食用，其含钠量高，吃了反而增加肾脏的负担。

鲜藕粥

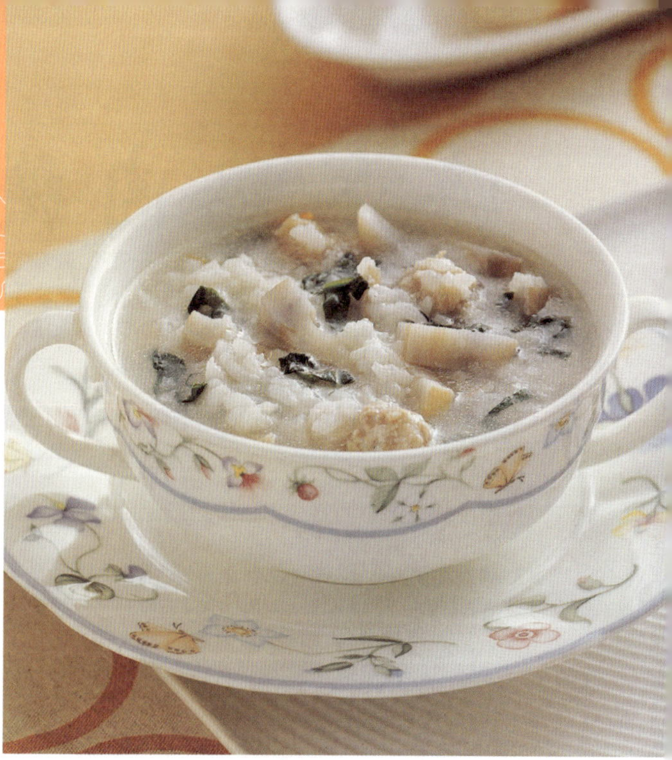

材　料　白米1½杯、莲藕100 g、猪肉末100 g、菠菜1棵

调味料　盐2小匙、淀粉1小匙

做　法

1. 莲藕刷洗净外皮后切条状；肉末加淀粉拌匀；菠菜洗净，切小段备用。
2. 白米洗净，放入汤锅里，加入3碗水，先用大火煮滚后转小火慢慢熬煮约15分钟，接着加入莲藕及肉末一同熬粥，待粥熟时，加入菠菜段及盐混合拌匀，转大火，再度煮滚立刻熄火即可。

开胃健脾、补心养血、清热消瘀、能调补虚弱、增强免疫力

保健记事

※藕是优质的滋补珍品，鲜藕经过烹煮后，能健脾开胃、补养心血、强壮生肌，煮汤或煮粥能清热润肺、通利小便。因含有较高的铁质、维生素C、膳食纤维，且含糖量不高，有益改善体质，调理虚弱，肝病、糖尿病、缺铁性贫血及便秘、胆固醇高、容易紧张焦虑的人都适合常吃。

※鲜藕粥能增加免疫系统功能，减轻过敏原对身体的作用，也具有抗癌作用，能抑制体内致癌物质之形成。同时有收缩血管和止血作用，可改善瘀血、牙龈出血、吐血、咳血、流鼻血、尿血、便血、痔疮出血等，可为产妇、白血病患者的辅助食疗品。关于莲藕的止血作用，以生藕效果较为明显，因所含单宁酸能完整保留而发挥止血功能；同时能清热消瘀、除烦解忧，可以凉拌方式，或榨汁喝饮。

注意事项

莲藕性寒凉，虚寒体质者慎食；产后也不宜立刻吃莲藕，可待产后1周以上再吃，逐瘀效果更好。煮莲藕时不要用铁锅具，食物会变黑。

海参鸭肉粥

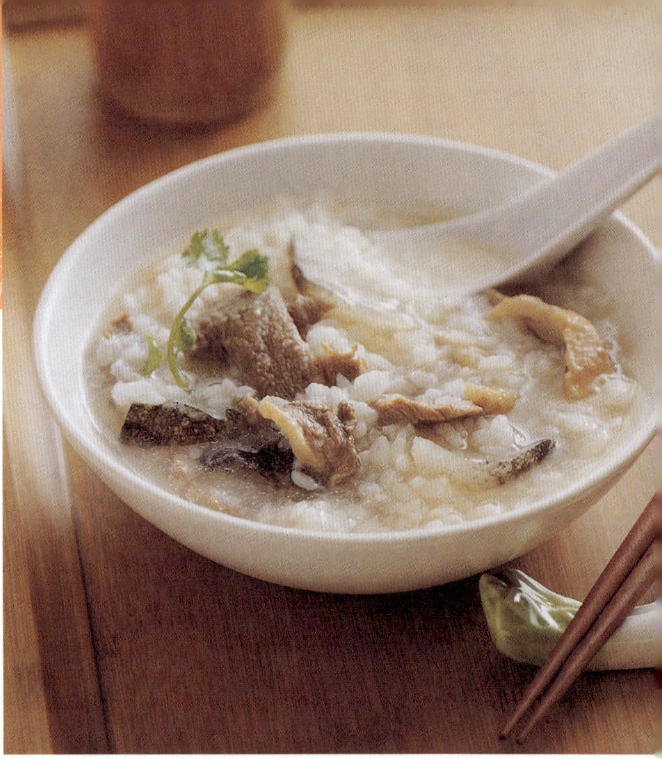

材　料　白米2杯、海参1尾、鸭胸肉600 g

调味料　盐2小匙

做　法

1. 海参从腹部中间划一刀，清除肠泥后洗净，放入事先煮滚的热水中汆烫一下，捞出，切斜片备用。
2. 鸭胸肉洗净，切薄片；白米洗净待用。
3. 洗净的白米放入汤锅里，加4碗水，先用大火煮滚后转小火，煮约15分钟，待粥呈糜状时加入鸭肉片、海参片，转中火续煮，再度煮滚时加盐调味即可。食用时，可加些许香菜增加香气。

益肾疗痿、提振阳气、补虚强身、利尿消肿、延缓老化

保健记事

※海参是典型的高蛋白质、低胆固醇、低脂肪的养生食品，不仅补肾益精、壮阳疗痿、强筋健骨、润燥养血、利尿通便，擅长调理精力不足、气血两虚、劳虚亏损，对保健强身很有效益；同时对高血压、心血管疾病、糖尿病、肥胖症、肝炎等病者，以及银发族都是食疗佳品。

※海参所含胶质、硫酸软骨素及微量元素等多种营养成分，能促进成长发育、润泽肌肤延缓老化、增进造血功能、抑制某些癌细胞生长或移转、缓解肠胃溃疡，并改善神经衰弱及肝硬化腹水现象。妇女常食用则能调理经带、安胎养胎、顺利生产。

※鸭肉滋阴补血、固肾起阳、利水消肿，最适合体弱肾气不足而虚火旺、食欲不振、便秘、水肿的人食用。鸭肉是含B族维生素、维生素E及烟碱酸较丰富的肉类，对维持神经系统和脑机能正常、延缓早衰老化、稳定性格，以及减轻疲劳、调节血压、保护心脏都有一定的效益。

注意事项

平日体虚胃寒、经常腹泻腹痛、过敏性体质，有伤口发炎，或手术后复原期，不宜食用鸭肉。

墨鱼松子面

材　料　菠菜面1只、墨鱼1尾、烤熟松子2大匙

调味料　橄榄油2大匙、盐1小匙、黑胡椒粉1/2小匙

做　法

1. 墨鱼掏净中间内脏后洗净，切圆圈状，放入事先煮滚的热水里汆烫至熟后捞出，沥干待用。
2. 煮滚一锅水，放入菠菜面，用大火煮滚后，加入适量清水，续煮至再度滚开后，再加一次适量清水，共2次，煮至面软时捞出沥干。
3. 将煮好的墨鱼、菠菜面及所有调味料混合和匀，盛盘，再撒上烤熟松子即可。

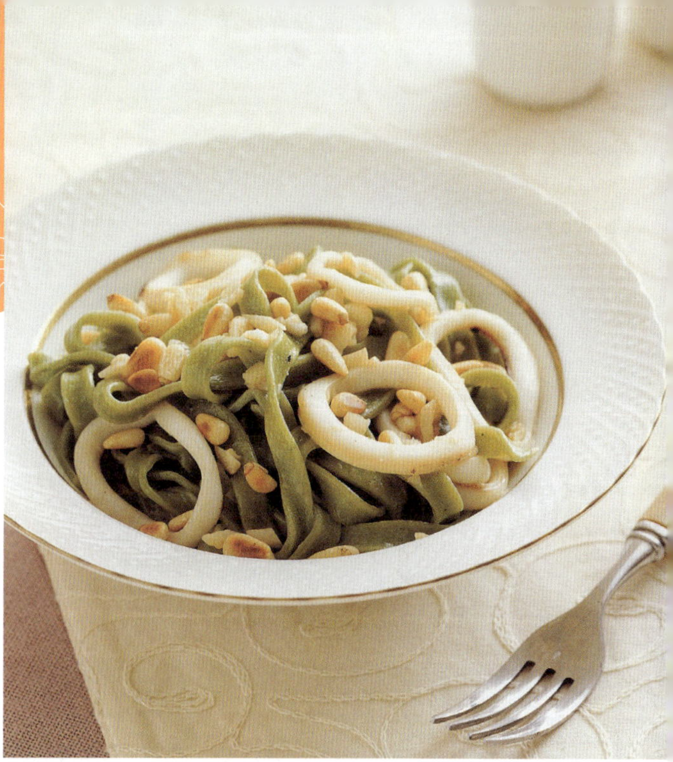

益肾强志、利尿润肠、软化血管、消除疲劳、增进性欲

保健记事

※墨鱼又称乌贼，是高蛋白、低脂肪的海鲜品，有滋阴养血、益气强志功效，能清热解毒、行水利尿，促进肾脏排除毒素之效能，并能补心通脉、益胃调脾、调经止带。头晕目眩、心悸恐慌、胃酸过多，或是妇女血虚经闭不行或月经量少，以及产后血虚、乳汁缺乏都适合食用墨鱼加以改善。

※松子是优质的坚果类，富含不饱和脂肪酸，有很好的软化血管作用，并有润肤美颜、延缓皮肤老化生皱，并促进肠胃蠕动，防止便秘。还含丰富的磷、锰、镁、铁等元素，能促进造血、预防骨质疏松、抵抗忧郁、增进记忆、预防老年痴呆，并解除疲劳、增进性欲、提高免疫功能。老少咸宜，尤其是妇女更年期、银发族最宜食用。

注意事项

墨鱼含有较高的胆固醇，且不容易消化，肠胃失调、高胆固醇者、银发族要慎食。

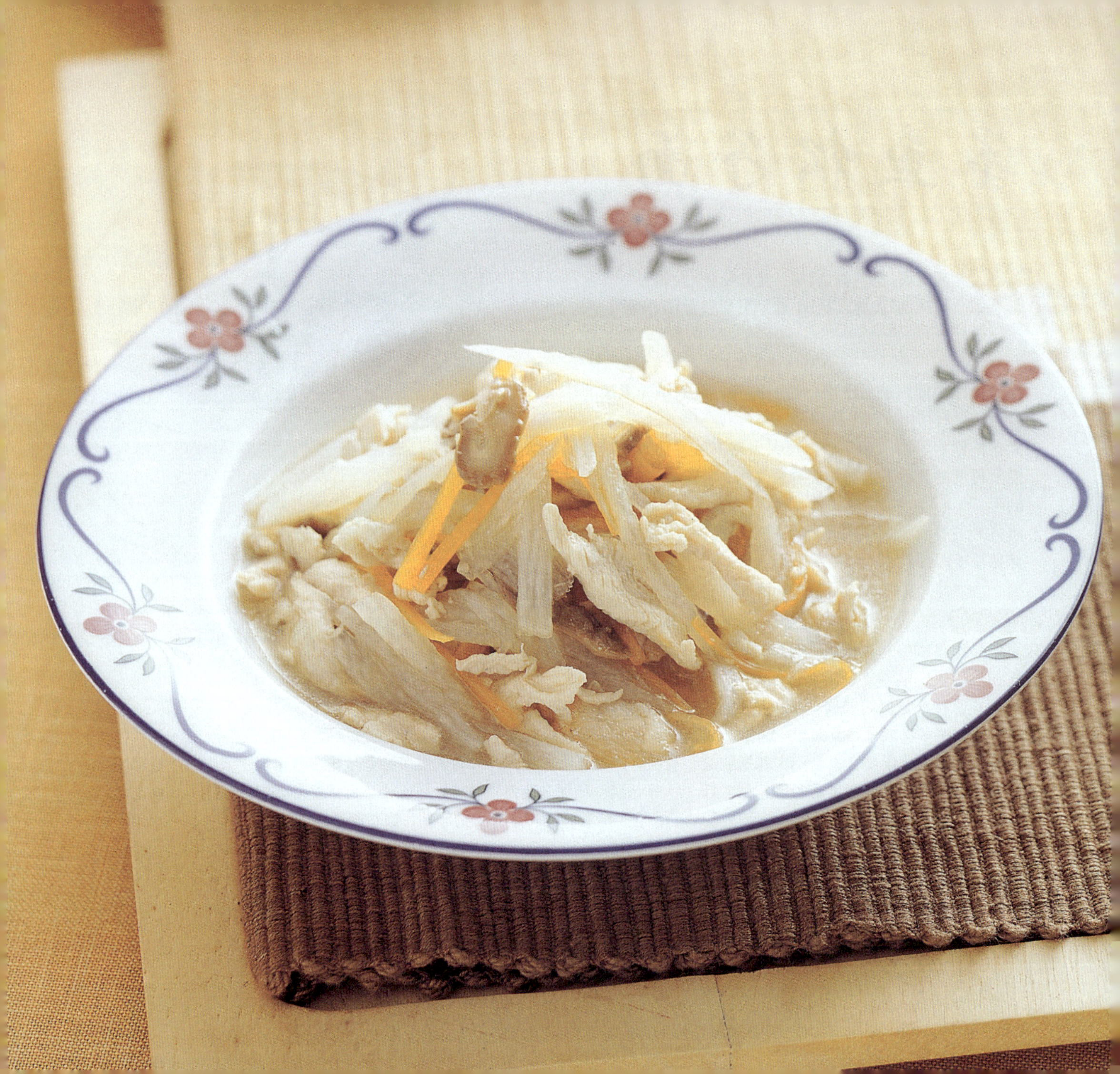

鸡丝山药面

益气强肾、滋阴固精、促进成长发育、改善体虚力弱、调整营养状态

材　料　新鲜山药200 g、鸡胸肉100 g、胡萝卜1小段、香菇2朵

调味料　藕粉2小匙、盐1小匙

做　法

1. 新鲜山药洗净后去皮，切细丝；胡萝卜削去外皮后洗净，切细丝备用。
2. 鸡胸肉切细丝，加入藕粉拌和均匀；香菇用水泡软，去除蒂头后切细丝待用。
3. 煮滚2碗水，放入鸡胸肉丝、胡萝卜丝及香菇丝，先用大火煮滚后，转小火煮约3分钟，再加入山药丝，待再度煮滚时加盐调味即可。

保健记事

※鸡肉营养价值高，含有高比例之蛋白质、烟碱酸及磷脂类，容易被吸收利用，对人体成长发育很有帮助。有温中益气、补精添髓、活血通脉、强筋健骨之良效，能改善体力不济、营养不良、畏寒怕冷、容易疲劳、虚弱贫血、月经失调等现象，是一大众化的补养食材。

※山药强肾固精、健脾益胃、滋阴养气，营养作用高，可多方位滋补体能，改善体虚久泻、遗精遗尿。其所含酶类、氨基酸、黏蛋白、皂苷物质等，能维护心血管健康，避免血管内脂肪堆积而造成硬化，并增加体内T淋巴细胞，提升免疫功能，延缓细胞老化，还可维护人体软骨的弹性，防范筋骨酸痛及关节炎症，经常食用能补身防病。也适合为慢性肾炎、糖尿病者之辅助食疗品。

注意事项

鸡丝山药面可以补充体力，调节营养状态，但山药有收涩作用，严重便秘者、消化不良食积未消者不宜。选用鸡肉以土鸡为佳。

干贝香菇鸡汤

汤水篇

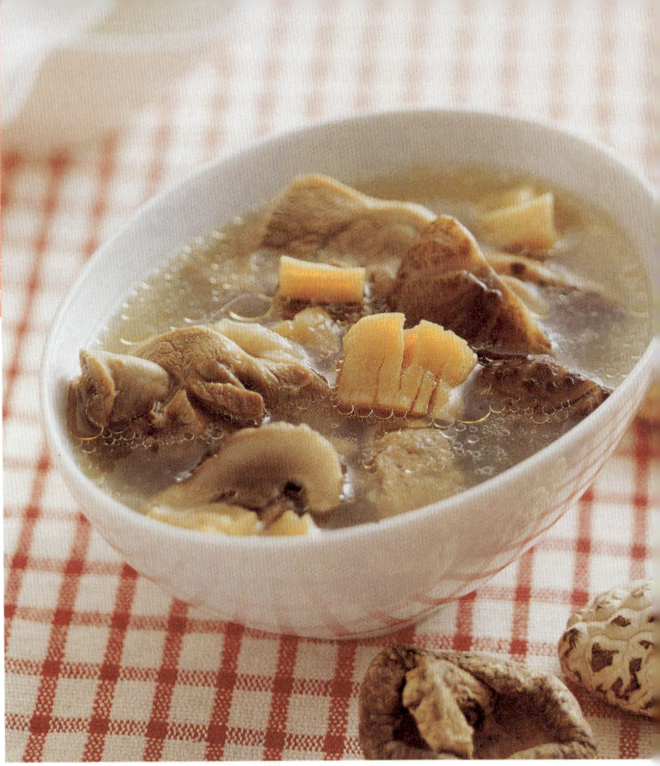

材　料　干贝10粒、香菇6朵、鸡腿1只

调味料　盐2小匙

做　法

1. 干贝用清水冲洗一下，放在热水里泡软待用。
2. 香菇用冷水泡软后去蒂，每朵切对半。
3. 鸡腿切块后洗净，放人事先煮滚的热水中汆烫去除血水，取出沥干。
4. 将所有处理好的材料放入汤锅里，加6碗水，用大火煮滚后，转小火煮约25分钟，加盐调味即可。

滋补肾阳、健脾固胃、
促进新陈代谢、健身强体力

保健记事

※干贝性平味甘咸，富含蛋白质、碳水化合物，以及钙、磷、铁和少量碘质，有滋补肾阳、和胃调中、软坚散结、生津止渴、消磨食积之作用，适合调理头晕目眩、口渴咽干、腹胃胀满、宿食不消化、小便不利，并消淋巴结肿等症状。经常食用能健身增强体力、赐予活力、提高反应敏捷度。

※香菇性平味甘，营养丰富、香柔美味，堪称山珍之后，有高蛋白、低脂肪、多维生素、多糖质、多氨基酸之特质，能补肝肾健脾胃、益脑智安心神、降血压血脂及胆固醇，并促进新陈代谢，增进人体对钙质的吸收，有益成长发育，提高抗病力，能起防癌抗肿瘤作用，并具美容颜减体重效果。

※干贝、香菇炖鸡汤，可健脾固胃、补体虚气弱、利尿消水肿，滋补强壮作用明显。无论平日调理或病后、产后补养都合宜。

注意事项

一般人都适合食用，唯干贝较不易消化，肠胃虚弱或年老消化系统退化者，建议只饮用汤汁，一样有补益功效。

淡菜黑木耳乌鸡汤

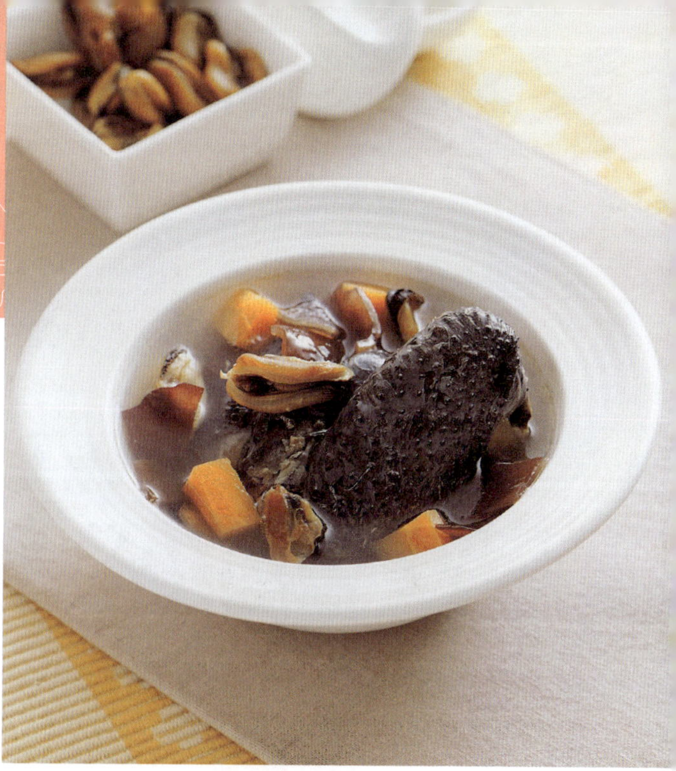

材　料　淡菜50 g、黑木耳50 g、乌骨鸡半只

调味料　盐1小匙、米酒2大匙

做　法

1. 淡菜放入清水浸泡3～5分钟，去除盐味。
2. 黑木耳切去蒂部后洗净，切小块状。
3. 乌骨鸡切块后洗净，放入事先煮滚的热水中汆烫去除血水，取出沥干。
4. 将所有处理好的材料放入汤锅里，加6碗水，用大火煮滚后，转小火煮约25分钟，加调味料调味即可。

补肝肾、益精血、强筋骨、消瘿症、改善羸瘦虚弱、肾元不足

保健记事

※淡菜因生长在海藻间，咸度不似其他海产类，所以名为淡菜。性温不燥，能补肝肾、益精血，对肾虚羸弱、劳损乏力有补益作用，可调理头晕目眩、阳痿、盗汗、崩漏、带下等症，并能消气郁不散之症结，有抑制肿瘤生长作用，并能消甲状腺肿大及减轻淋巴结发炎。

※黑木耳被认为是天然的滋补食材，含有蛋白质、矿物质、维生素及磷脂、醇类、胶质等有效营养素，有滋阴、通肠、补血、强身之功效，能养血驻颜、防治贫血、延缓老化、清胃涤肠，改善手足麻痹、痔疮出血、便秘，调理产后虚弱，并协助化解肾结石、胆结石。常吃可以增加体内抗肿瘤的活性物质，提升免疫力，又能凉血止血，抗血液凝块，预防血栓发生，防止动脉硬化。

※此汤品能调补肾阳不起、羸弱无力，可补给体能、充实元气、强筋壮骨；此汤品清淡适口，适合全家欢乐共享。

注意事项

黑木耳有活血抗凝脂特质，有出血性疾病，或血小板数不足者不宜食用。有妊娠出血现象者亦不宜。

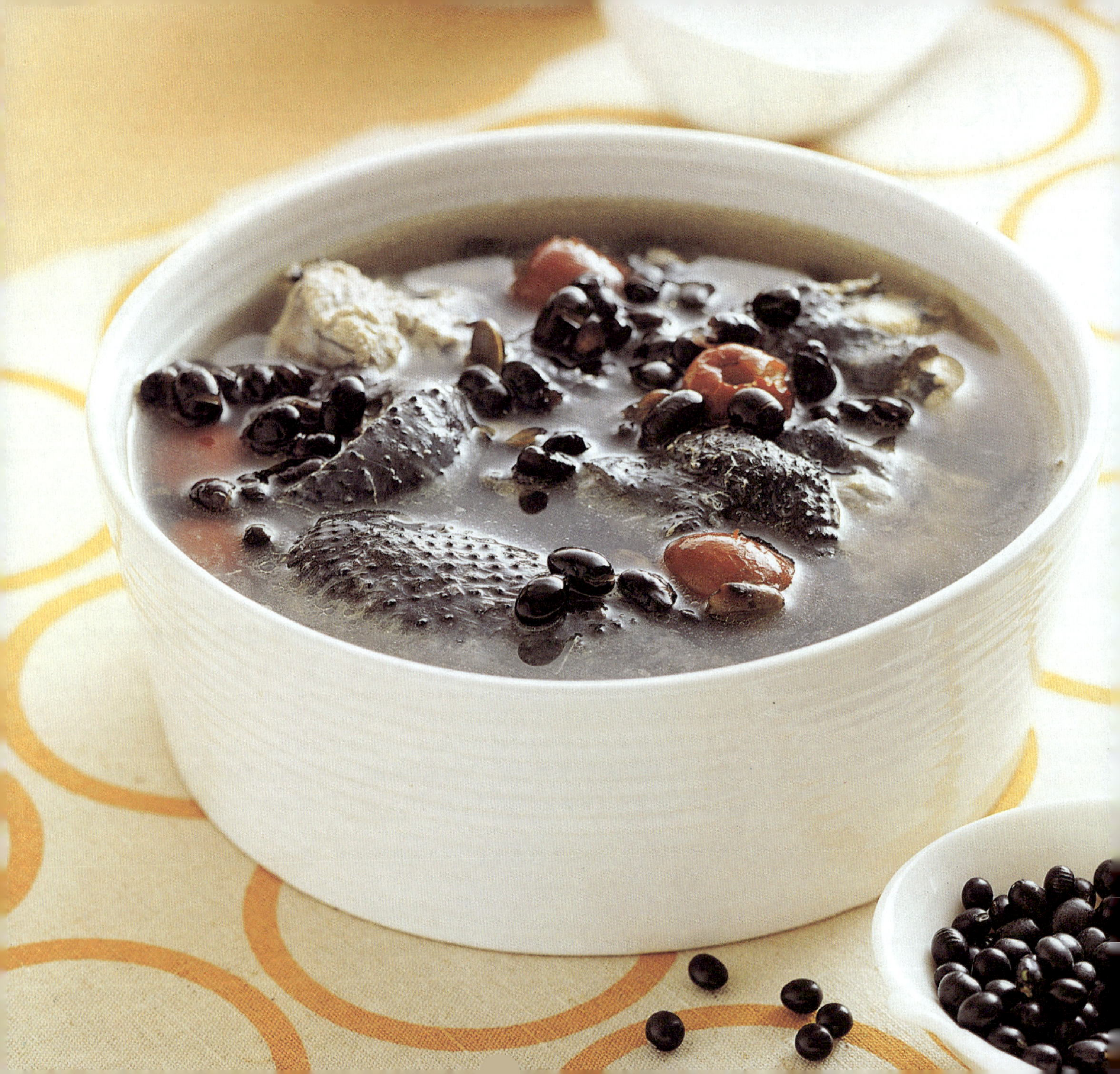

黑豆红枣乌鸡汤

补精填髓、滋肾兴阳、补中益气、调理肠胃机能、提升免疫力和抗病力

材　料　黑豆100 g、红枣10粒、乌骨鸡半只

调味料　盐2小匙

做　法

1. 乌骨鸡切块后洗净，放入事先煮滚的热水中汆烫去除血水，取出沥干待用。
2. 黑豆洗净、沥干，放入干锅中用小火炒香至豆子表面微裂后熄火，取出待用。
3. 红枣洗净。
4. 将所有处理好的材料放入汤锅里，加6碗水，用大火煮滚后，转小火煮约25分钟，加盐调味即可。

保健记事

※黑豆属大豆类，是大豆中蛋白质含量最高者，有植物肉之美称。五色入五脏：青色入肝脏，赤色入心脏，黄色入脾脏，白色入肺脏，黑色入肾脏；所以黑豆补肾，有助于调补肾虚、强筋健骨、乌发明目、美悦脸色；经常食用可促进成长发育、修护组织、增生抗体，并有助神经传导，以及调理性功能障碍。

※红枣性平味甘，补中益气，调理脾胃机能；能养血安神，促进造血功能，并提升睡眠品质；能缓和药性、调和百药。适合于中气不足、肠胃虚弱、体弱乏力、容易疲劳、食少大便溏稀、贫血、脸色萎黄。同时能缓和药性强烈作用，促进药效吸收，提高滋补效果，常用来搭配不同食材辅助食疗调补。

※乌骨鸡的补益效果最偏益于补精血，对肾阳不足、产后体虚、病中虚弱尤宜。与黑豆、红枣炖补食用有补精填髓、滋肾兴阳、补中养血、宁气安神之效。可以促进血液循环、下降血压、提振精神、增加抵抗力、调补脾胃机能，使人体充分利用摄取的营养素以改善倦怠体弱、食欲不振、营养失调。

注意事项

豆类，包括黑豆，在消化吸收过程中会产生较多的气体，肠胃功能低落、有慢性消化道疾病者不宜一次大量食用，以免腹胀、排气过多。

鲍鱼竹荪鸡汤

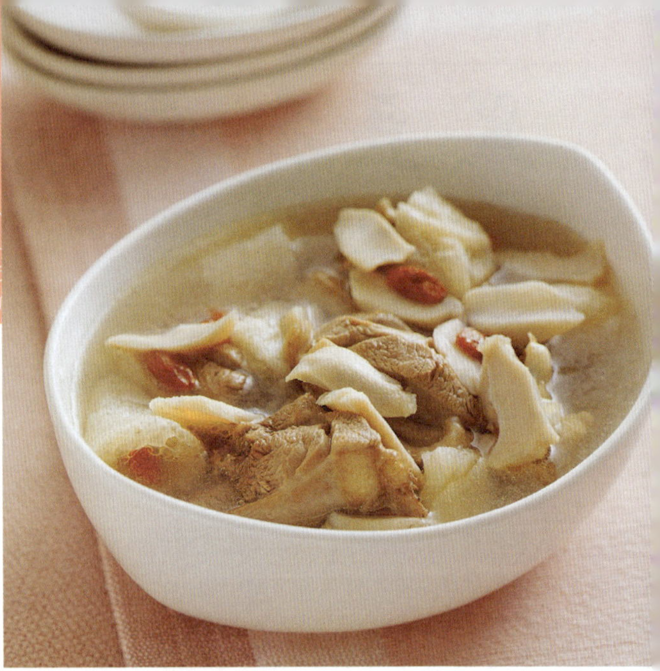

材　料　小鲍鱼5粒、竹荪3条、枸杞10 g、鸡腿1只

调味料　盐1小匙、米酒1大匙

做　法

1. 小鲍鱼洗净，切片状；竹荪泡薄盐水，待软后切除粗硬部，洗净，切小段。
2. 鸡腿切块后洗净，放入事先煮滚的热水中汆烫去除血水，取出沥干待用。
3. 将鸡腿放入汤锅里，加5碗水，用大火煮滚后，转小火煮约20分钟，再加入小鲍鱼片、竹荪及枸杞，续煮3分钟后加入调味料拌匀，再续滚约30秒即可熄火。

补肾助阳、改善营养失调、水肿腹泻、促进体内废物排出

保健记事

※鲍鱼性平味甘咸，富含蛋白质、无机盐、碘、钙、磷、维生素A，是营养价值极高的海味珍品。具有滋补益肾、滋阴清热、养肝明目、润燥利肠之功效，且有温而不燥、补而不峻的特性，补养后无便秘、流鼻血、口干舌燥之副作用。鲍鱼还是抗癌食品，也有调经理带、改善便秘的效果；并能调整肾上腺分泌，双向性调节血压。夜尿频尿、视物昏暗、骨蒸劳热、血压高低不稳、月经失调、肾虚精神不济者可常食用。

※竹荪有长裙竹荪、竹参等别称，脆嫩味美，且可分离出多种其他菇类所没有的多糖体，对通畅肠胃、促排体内代谢后废物有一定的助益，且能调理妇科疾病，还有降血压、血脂、消减腹壁堆积脂肪的效果；也被证实含有抗癌症、抑制肿瘤的成分，是很珍贵的食品，有“真菌皇后”之美喻。

※鲍鱼、竹荪炖鸡汤滋补效果佳，能温中益气、蓄养精血、补肾助阳，并可调补食欲不振、营养失调、泄泻水肿、阳痿、小便频数、崩漏、带下等症。

注意事项

鲍鱼体硬且富含蛋白质，不容易消化，肠胃虚弱者，以喝汤汁为宜。痛风及尿酸高者亦不宜吃肉，仅宜少量饮用汤汁。竹荪，不要选购颜色雪白的，这是经过加工漂白；烹煮前亦先用薄盐水泡发15～20分钟，并除去菌帽部分，不要食用，只吃菌体部分。

味噌海带芽鱼汤

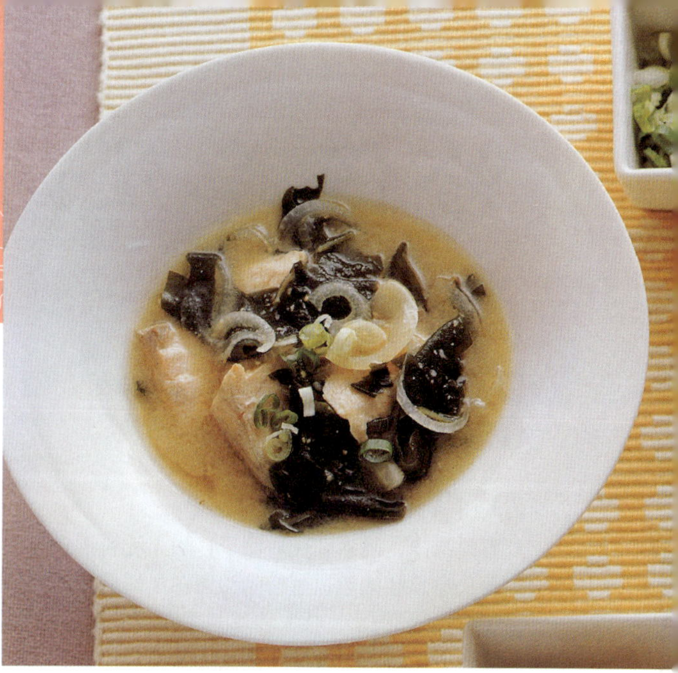

材　料 味噌2大匙、海带芽100 g、鲑鱼肉200 g、洋葱1/4个、葱1支

调味料 细砂糖1小匙

做　法

1. 海带芽反复泡水2次，去除盐味后沥干，切小段；味噌加半碗水混合拌匀。
2. 鲑鱼肉洗净，切小片；葱切去头须、尾端后洗净，切末；洋葱去除粗皮后洗净，切细丝。
3. 汤锅内煮开3碗水，加入海带芽、鲑鱼片及洋葱丝，待鱼片煮熟、洋葱软烂时，加入做法1的味噌及调味料拌匀，在汤滚沸之前撒上葱末即可熄火。

调节内分泌、促进成长发育、抑制肿瘤生成

保健记事

※味噌是由精选米、黄豆、盐混合发酵而成，大量保留了豆类中的植物性雌激素，这被证实能抑制体内雌激素的活动力，降低它对细胞的刺激性，进而抑制恶性肿瘤生成，有助降低乳癌、子宫内膜癌等风险。

※海带芽富含碘质，这对人的全面性健康极为重要，因为碘制造甲状腺，甲状腺又控制所有细胞的代谢作用，对成长发育、反应力、身心活力、毛发健康都具影响力，摄食足量碘质可预防心智反应迟钝、活力不足、体重失衡，如果孕妇摄取足量的碘，可以预防胎儿神经发育迟缓。

※海带芽煮味噌极具代表性的烹调方法，对调和全身营养状态及内分泌有一定的助益，但味噌制作过程中加了大量盐，钠含量偏高，不宜大量食用，尤其血压高、有心血管障碍及肾功能不良的人，都应限制摄食量，并建议选购低盐味噌。

注意事项

煮味噌汤应先将味噌酱溶化再入锅，入锅后稍煮一下，在汤滚沸之前即熄火，不要煮沸，否则将流失其特有香味和风味，并会使咸度浓缩。

蛤仔姜丝汤

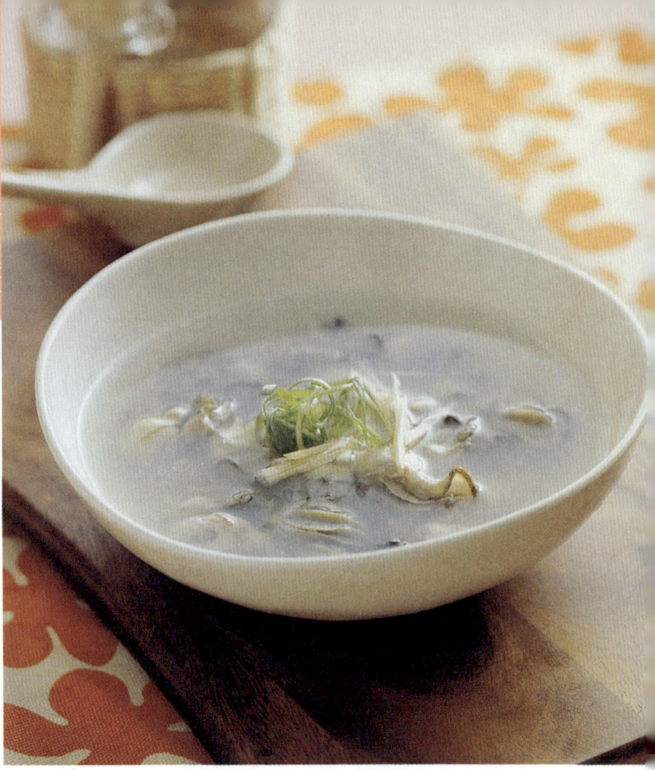

材　料　青蛤250 g、嫩姜1小段、葱1支

调味料　盐1小匙、淀粉2小匙

做　法

1. 青蛤洗净，挑除杂壳后沥干，加入淀粉混合和匀备用。
2. 姜洗净，切细丝；葱切除头须、尾端后洗净，切细丝待用。
3. 汤锅加入2碗水，放入姜丝，用大火煮滚后，加入青蛤，待再度煮滚时，加盐及葱丝略煮一下即可熄火。

助阳益肾、促进生殖器官发育、提高性活力、并抗老防衰

保健记事

※蛤仔即牡蛎，又称蚝，富含硒、锌等男性较需要的营养素。供应到体内的硒几乎大半数是集中在睾丸和输精管中，一旦缺乏将会提早失去活力。同时，硒还是一种抗氧化剂，能阻碍损害去氧核糖核酸(DNA)的游离基，预防游离基引起的病变，如癌症、心脏病、黄斑部病变及早衰老化等；还有助于缓和女性更年期之症状。

※蛤仔是锌的重要来源之一，锌是每个细胞都需要的矿物质，也是前列腺(即摄护腺)正常运作不可缺的，以及所有生殖器官成长发育上重要的物质，被认为有刺激性欲的效果。锌不足时会造成前列腺肥大、生殖腺机能障碍，影响生殖能力。锌还协助人体抵抗流感及其他感染；也可缓和类风湿性关节炎、消化道疾病及骨质疏松症。

※此汤品有助肾阳、提高生育能力、增进免疫功能，加姜丝烹煮，能补强祛寒促血行的效果。

注意事项

选购蛤仔要绝对新鲜，并注意产地来源，以免买到受水质污染之劣质品。胆固醇高者不宜大量食用。

海鲜酸辣汤

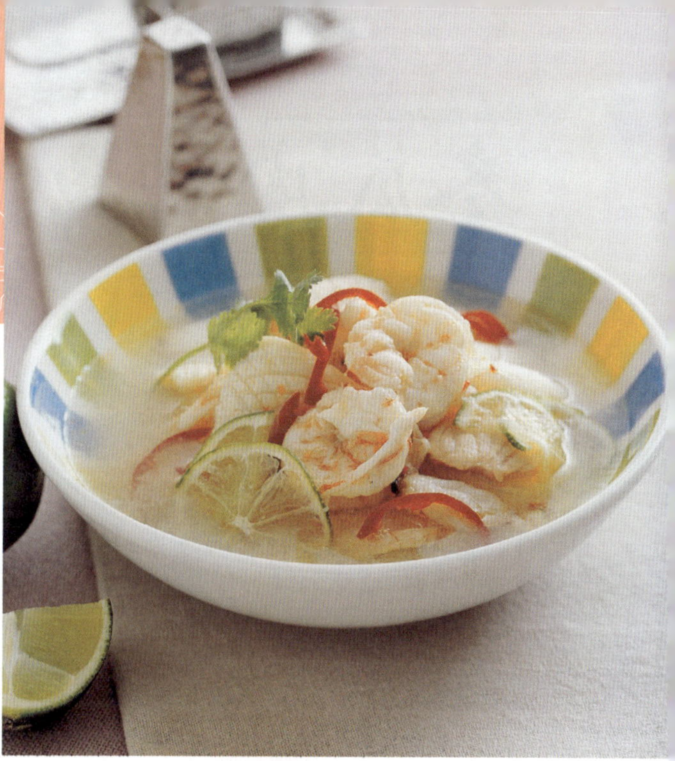

材　料　鲜虾200 g、鱼片100 g、软丝1/2尾、蟹管肉100 g、柠檬半个、辣椒1根

调味料　白醋3大匙、盐1小匙

做　法

1. 鲜虾剥壳后在背面划一刀口，挑除肠泥，洗净；软丝剥除表面薄膜后洗净，在内面划十字花纹，切片；蟹管肉、鱼片洗净待用。
2. 柠檬压汁；辣椒去籽后洗净，切细丝。
3. 汤锅中加入3碗水，大火煮滚后加入所有海鲜料，待再度煮滚时，加入调味料及柠檬汁、辣椒丝，持续用大火煮滚即可熄火。盛出食用时，可加上香菜、柠檬片增添风味。

调节体能、利水消肿、抵抗疲劳、减轻压力、调节血压、促进消化

保健记事

※海鲜类大多数有清热利水、通畅小便、消水肿的作用，而且多含有质地细致的蛋白质，较容易被人体所吸收利用，能发挥提高人体免疫功能、利尿消肿、纾缓某些情绪压力等作用。但有些海产含有较高的胆固醇，如鱿鱼、墨鱼等，平常有胆固醇高之现象者，建议以其他鱼类代替之。

※酸辣汤的特色是酸、辣兼具。优质的谷粮类、水果类天然发酵醋可以刺激胃液分泌，促进消化、消除食积、提高食欲、增加人体对钙质的吸收与利用，并有良好的杀菌、抑菌作用，防治肠胃道疾病；而且有美容、解忧、降血压、抗疲劳、助睡眠之效果。辣椒则富含维生素C，也是抗老防衰、防范文明病、提高免疫力的好食材。

注意事项

海鲜务必要注意其新鲜度，若变色变味绝对不要食用，以免引发食物中毒；海产类经常是过敏原，过敏性体质，或正值疮疡发炎、伤口未愈，或哮喘咳嗽都不适合食用。酸辣汤固然开胃助食，增进人体摄取营养素，但有胃酸分泌失调、肠胃溃疡者并不适合多吃醋和辣椒。即使肠胃无恙者亦以适量为宜。

冬瓜皮鲫鱼汤

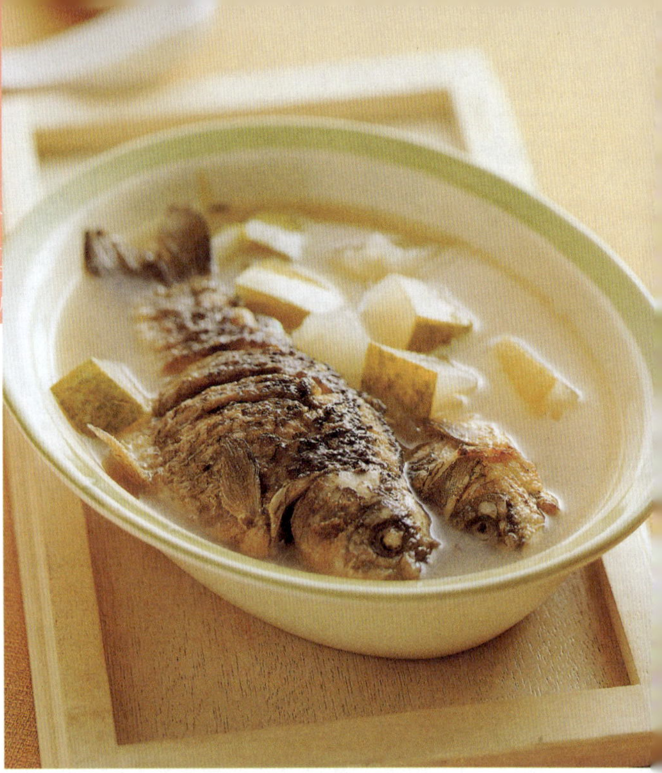

材　料　冬瓜300 g、鲫鱼2尾

调味料　盐2小匙

做　法

1. 冬瓜去除中间瓤籽后洗净，不去皮直接切小块待用。
2. 鲫鱼去鳃、鳞及内脏后洗净，在两面腹部划二刀口，再用纸巾拭干水分，接着放入事先烧热的炸油中炸成金黄色，捞出沥干油备用。
3. 将所有处理好的材料放入汤锅里，加5碗水，用大火先煮滚后，转小火续煮约25分钟，待冬瓜皮软、汤色呈奶色时，加盐调味即可。

利尿消水肿、调节体况、提供多元的营养效益

保健记事

※冬瓜皮味甘、性微寒，能清热利尿、消暑解渴，对一般体虚或脚气引起的轻度水肿，以及慢性肾炎水肿初期、孕妇轻度水肿有一定的消肿效果，并改善小便不利、尿少色赤的现象。

※鲫鱼有健脾利湿、开中和胃、通畅血络之作用，可改善水肿、气管炎、哮喘，并能通乳增生乳汁。同时，具有全面性的营养价值，所含优质蛋白质容易被人体吸收消化与利用，是肥胖者、心血管疾病者、肾病者、肝病者及糖尿病者很好的蛋白质来源，可调补体能、调和营养、增进抗病力，滋补食疗作用佳。

※此汤品很大众化，通常将冬瓜肉连皮一道烹煮，利水消肿效果更明显。

注意事项

鲫鱼清蒸或煮汤能保留较多的营养素，肝炎、肾炎、心血管疾病、慢性支气管炎、呼吸道过敏，与肥胖者都适合食用；唯肠胃虚弱、经常腹泻者应慎食，并加姜祛冬瓜之寒。

洋葱汤

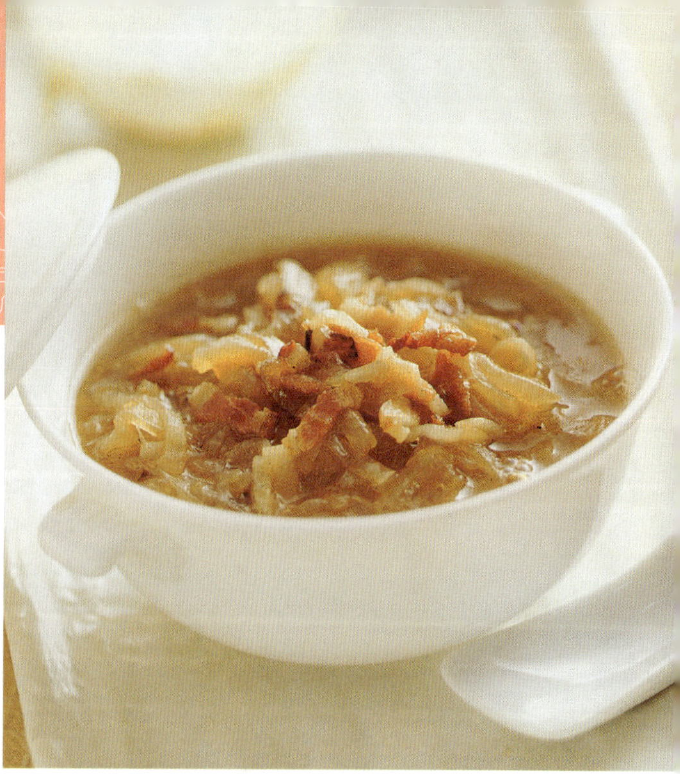

材 料 洋葱2个、培根2片

调味料 盐2小匙

做 法

1. 洋葱切半，剥除外膜后洗净，切除头尾硬粗部分，再切细丝。
2. 培根切细丝。
3. 热锅，放入培根用中火炒香后，加入洋葱丝拌炒，再加盐炒香，接着转中小火炒至洋葱呈金黄色，再加水3碗，转大火煮开后转小火，续煮约20分钟即可熄火。

保健记事

※洋葱是唯一含有前列腺素A的蔬菜，可扩张血管、降低血压、增加血流量、预防血栓形成、防止动脉硬化；经常食用，可保护心血管的健康。同时还是硒质重要的来源之一，不但有益生殖功能，还是抗氧化剂，能活化细胞、增进活力、促进新陈代谢、防范多种文明病，并抗老防衰，同时还是高效的抗癌食物。近年来医学界也发现多吃洋葱有保护骨骼作用，能防治骨质疏松症。

※洋葱还含有如大蒜素之类的杀菌成分，尤其是生食洋葱，有杀菌消炎、抗流感防感冒之良效，对提高抗病力、增进免疫功能有一定效益。

※经常食用高油脂、重口味饮食的人，应配合洋葱类料理来调和血液的浓度，并可促使体内钠盐的排出，以调节血压、血脂作用。

保护心血管、防范文明病、增进免疫力、有益生殖功能

注意事项

洋葱虽是优质蔬菜，但不宜一次大量食用，否则易产生挥发性气体，造成肠腹胀气和排气过多。吃太多生洋葱也会造成口臭、眼睛红肿、皮肤瘙痒。

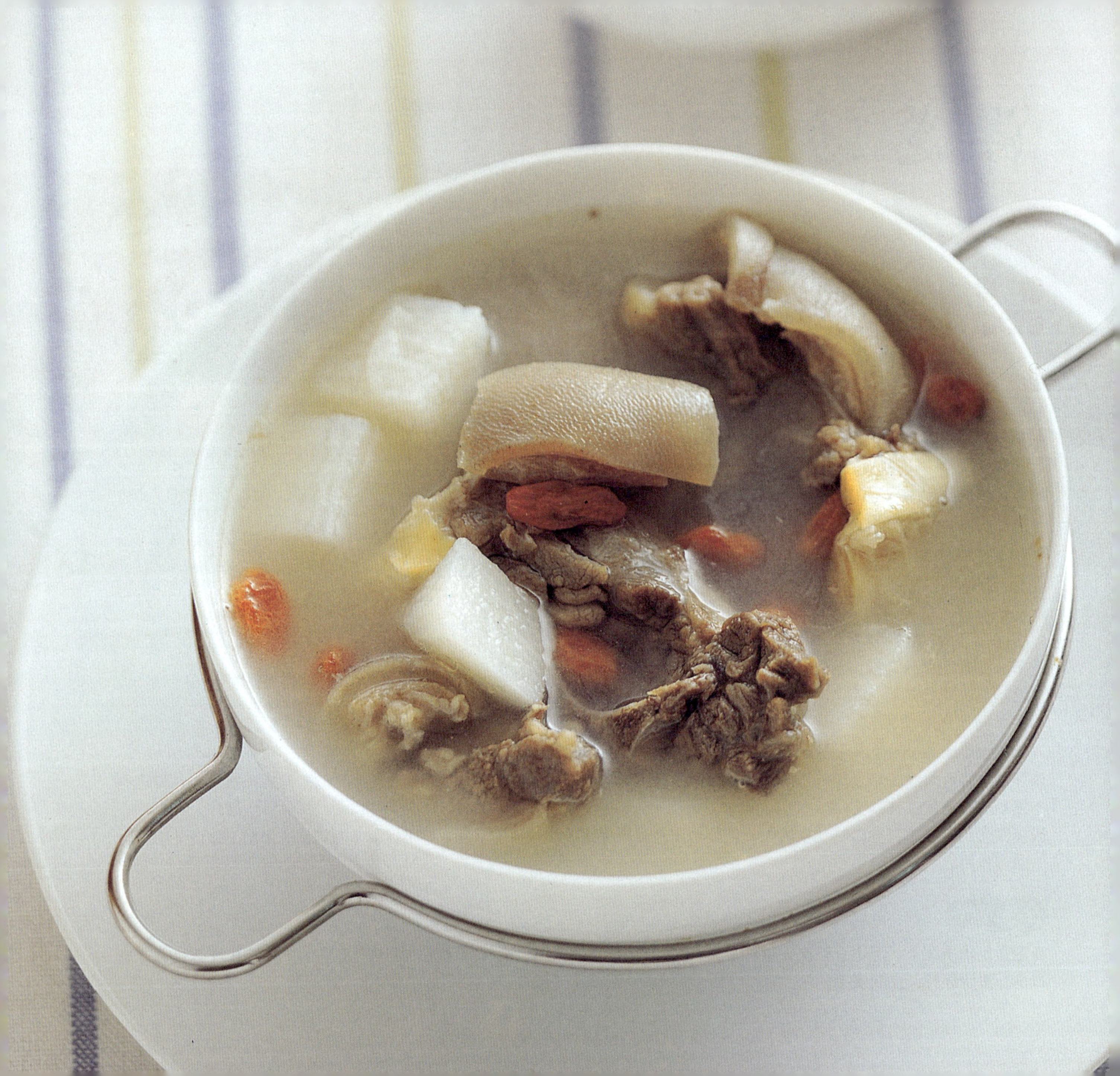

淮杞羊肉汤

助升肾阳、调补虚劳、增进御寒能力、促进闺房之乐、提高受孕机会

材　料　羊肉500 g、枸杞25 g、新鲜山药200 g、老姜1小段

调味料　盐2小匙、米酒1大匙

做　法

1. 羊肉切块后洗净，放入事先煮滚的热水中汆烫去除血水，取出沥干；姜洗净，拍碎备用。
2. 山药洗净后削去外皮，切块状。
3. 将羊肉块、姜放入汤锅里，加8碗水，用大火煮滚后，转小火煮约60分钟，再加入山药块、枸杞及调味料一起烹煮，待续滚约2分钟即可熄火。

保健记事

※羊肉性温味甘，是进补肾阳的佳品。能益气补虚、助升元阳、补肾蓄精，促进气血循环，增强身体御寒能力，改善手足冰冷、胃寒胃痛，也是冬令进补的优质滋补品。因营养效益高，对产后气血两虚、一切虚寒症及男士肾阳虚弱最有益，主治虚劳羸瘦、阳痿不育、腰膝酸软、产后虚冷、腹痛、贫血等症。

※枸杞性平味甘，能滋补肝肾、益精养血、保肝明目，改善虚劳乏力、精虫不足、阳痿遗精、腰膝酸痛、耳鸣晕眩、贫血血虚、面色萎黄、目视昏蒙，并降低胆固醇、血压和血糖，防止动脉硬化及抗肿瘤、增强抗病力。山药能调理肠胃虚弱、促食欲助消化，能补虚劳，改善体倦神疲、遗精盗汗、小便频数等，并调节血糖，缓和糖尿病。

※此汤品补益作用明显，适合男性肾阳不兴、性功能减退，女性宫冷不孕、性冷感、产后虚弱，以及成长发育不良、转骨迟缓者可搭配食用。进补以冬春二季为佳，产妇坐月子亦要视体况调理，都不宜一次大量食用。

注意事项

羊肉属温热补品，燥热之季并不适合食用，尤其是壮硕体型及实热体质者都应慎食，凡是发烧未退、有发炎状况、便秘痔血、口舌唇疮、咳嗽、痰黄浓、牙龈浮肿、痘疹发脓时都不宜。

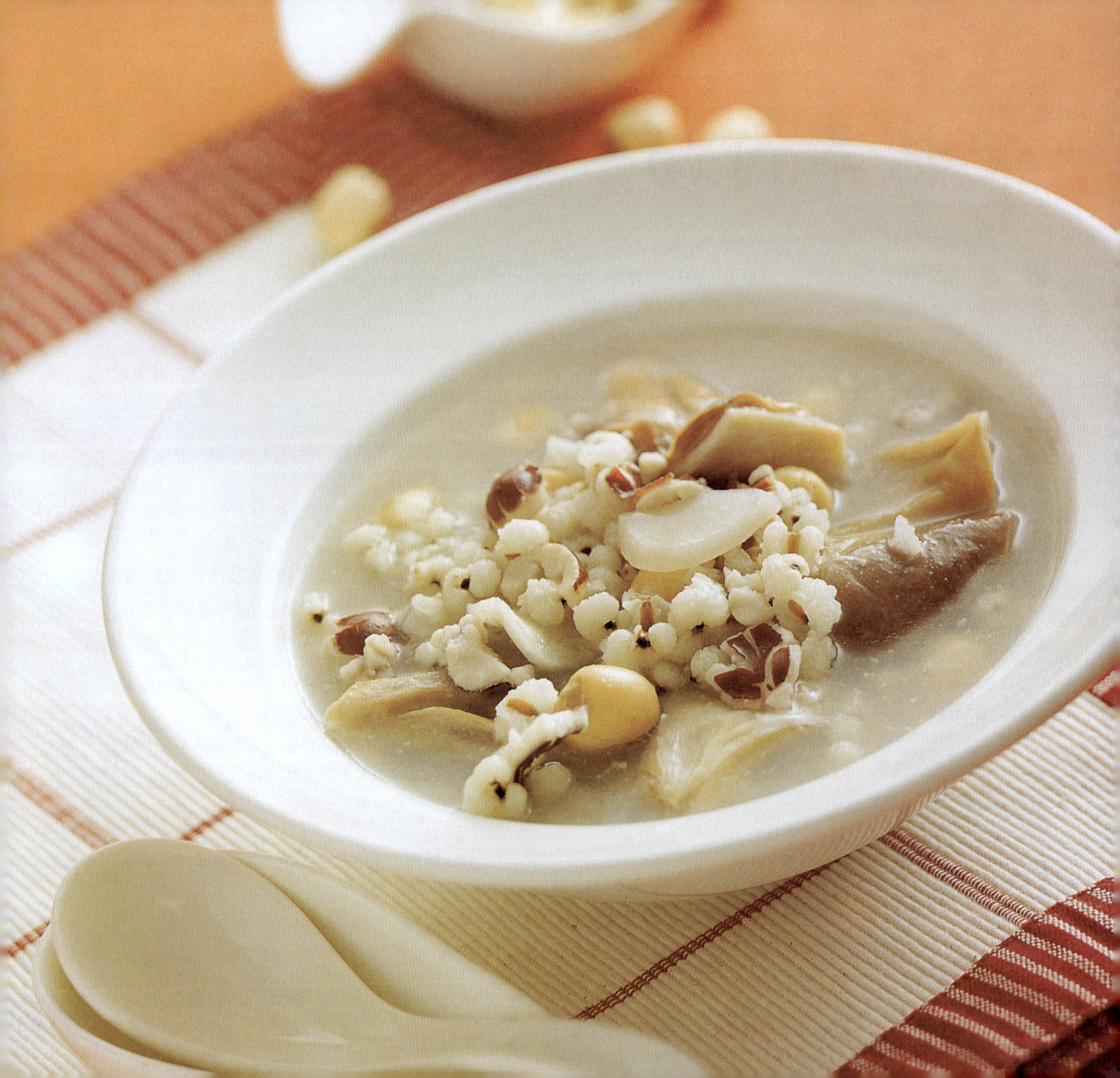

四神猪肚汤

厚实肠胃、增进体能、促进成长，并调肾气、止腹泻、利尿消水肿

材　料　猪肚1副、薏仁100 g、芡实100 g、干山药50 g、茯苓25 g、干莲子50 g

调味料　盐2小匙、米酒2大匙

做　法

1. 将所有药材用清水快速冲洗干净，沥干。
2. 猪肚用盐把里外搓洗一遍，再放入事先煮滚的热水中汆烫一下，取出后刮去表层皮末，接着用清水洗净，斜切片备用。
3. 将所有材料放入汤锅里，加8碗水，用大火煮滚后转小火煮约40分钟，再加入盐及米酒调味，转大火煮滚后即可熄火。

保健记事

※“四神”，取茯苓、芡实、薏仁、山药配伍，或再加莲子，搭配猪肚炖煮，能开脾胃、固肾益精，可提振食欲、增加体力，改善消化不良、腹泻，因碳水化合物含量高，适合肠道虚弱者，如老年人、孩童、产妇或术后调养。四神单独炖煮，口感较涩，添加富含蛋白质之排骨、猪肚、猪小肠等可增加滑润度，也较容易消化，并补强厚实肠胃、增强体能、促进成长发育之效益。同时糖尿病患者，取来代替米饭食用，可调降血糖值。

※茯苓能助阳疗遗精、除湿消水肿，并安心神、定惊悸、生津止渴，调理心下烦满呕逆、遗精、小便不通、痰积、水肿、腹泻。芡实固肾益精、补脾去湿，改善小便不禁、梦遗滑精、腰膝酸痛。莲子助益十二经脉循环，能交心肾、涩精气、厚实肠胃，治血浊梦遗、女子崩带之症。山药即淮山，补脾肺、涩肾精、固肠胃，补益体力、长肌肉、助消化，治健忘遗精，调降血糖。

注意事项

四神汤最适用于慢性腹泻、全身水肿、饮食减少、消瘦无力者；儿童成长期亦适合经常食用，可开胃纳食，调节全身营养状态，促进成长发育。习惯性便秘、排便困难的人，不宜食用太多；同时，四神汤含丰富碳水化合物，可替代主食，令人有饱实感，所以食用四神汤时建议减少米面的摄取量，并配合摄取富含纤维质之蔬菜水果，尤其是在控制体重的人更要限制食用量。

麻油姜丝炒羊肉片

热菜篇

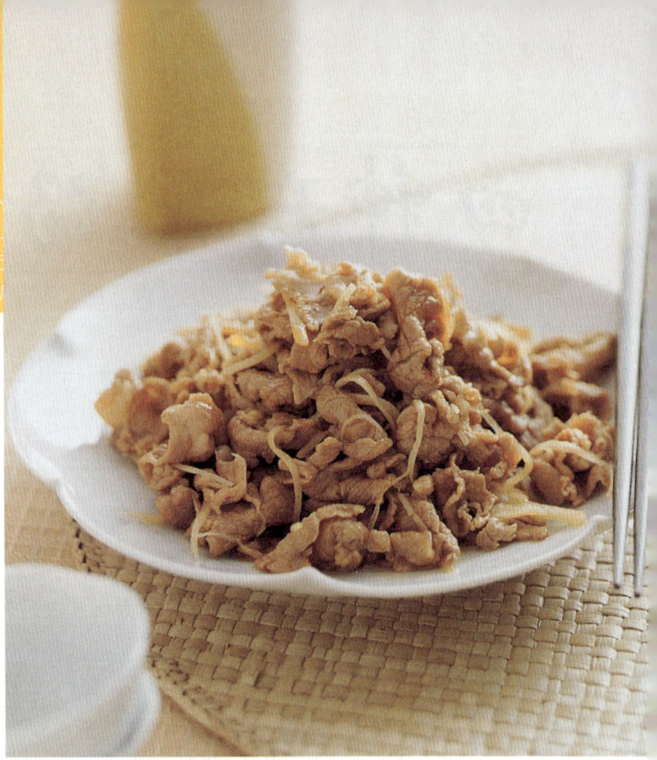

材　料 火锅羊肉片250 g、姜1小段、麻油2大匙

调味料 酱油2小匙、米酒2大匙、盐1/2小匙

做　法

1. 姜洗净，切细丝；羊肉片对切一半备用。
2. 热锅，放入麻油，用小火加热后放入姜丝爆香，接着放入羊肉片用大火快炒至熟，最后加入调味料炒匀即可盛盘。

滋补阳气、祛寒暖身
抗老防衰、调补虚弱

保健记事

※羊肉性温味甘，有补肾助阳、益气养血、暖胃散寒的作用，能促进血液循环、增温御寒，所产生的热量高过牛肉，是补益虚劳、调理久病体虚的良品，适合气血失调、阳气不足、阳痿、遗精、频尿、畏寒、四肢冰冷、腰尻冷痛、膝脚痿软及产后体弱等症。也是冬令进补御寒的最佳选择。

※羊肉搭配麻油、姜丝更补强壮阳气、强腰肾、暖身体、抗疾病之效果。麻油富含维生素E，有很强的抗氧化作用，能抗老防衰、减低罹患癌症的风险、预防多种文明病及慢性病，并增强免疫系统，用于食补，具有补中益气、滋养五脏、润滑肌肤、美颜美发的功效。和姜丝炒食，有祛寒保暖、促进新陈代谢、活化细胞能量之功效。

注意事项

此品补益作用大，一般虚弱者都适合，尤其是肾阳虚衰，以及老人阳气不足者更宜常食。但是感冒发烧、咳嗽、痰黄浓稠、尿黄赤、便秘、口臭明显、口舌疮疹、痘疹脓肿者不宜。

大蒜栗子焖鸡

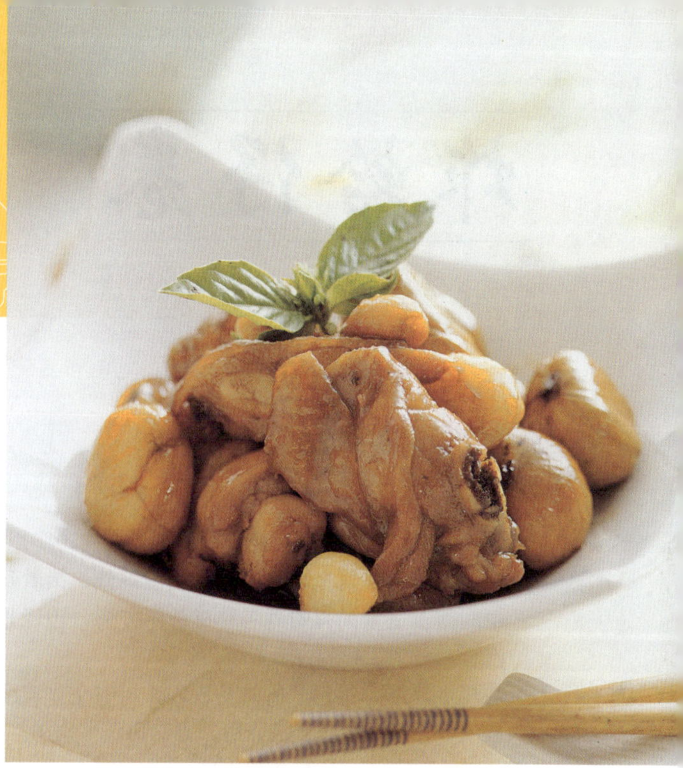

材　料　大蒜20粒、栗子200 g、鸡腿2只

调味料　酱油3大匙、米酒2大匙、细砂糖1大匙

做　法

1. 大蒜剥去外皮，放入事先烧热的炸油里，爆至微金黄色即可取出备用。
2. 鸡腿切小块后洗净；栗子洗净待用。
3. 热锅，加入少许油，放入鸡腿肉炒香，再加入栗子、大蒜及所有调味料、水1碗，先用大火煮滚后，转小火煮约25分钟即可熄火。盛盘时，可用九层塔叶点缀。

厚实肠胃、调补肾虚、滋补体能、改善羸弱乏力、提高受孕机会

保健记事

※栗子性温味甘，有养胃健脾、补肾强筋、厚实肠胃、活血止血等功效，可充当滋补强壮剂，改善肾阳虚弱所致腰腿酸软、膝脚无力、筋骨疼痛、小便频数及跌打损伤、瘀血肿痛等，也可减轻慢性淋巴结炎和颈部淋巴结核。栗子亦被称为“肾之果”，肾命门火弱、精虫稀少或子宫虚冷而久婚不育者，以栗子调补可提高受孕机会。

※栗子的营养丰富，主要成分是碳水化合物，能产生较高的能量，并含有多种维生素及矿物质如钙、磷、铁、钾、镁、锰等元素，能促进成长、供给能量和活力，也能较快速解除疲劳，用来滋补食疗肾气不足、体力透支、房劳过度、老年体虚，以及食少营养失调有一定的效果。也可以代替米饭食用。

注意事项

栗子虽能厚实肠胃，但吃多了会积滞于胃肠中，引起胀闷、排气等情况，反而不舒服。栗子又富含糖质，糖尿病人要限制食用量，以免影响血糖的稳定。平日进食，也当节制，否则容易摄入过多的热量，不利于保持体重。

炸蛤仔卷

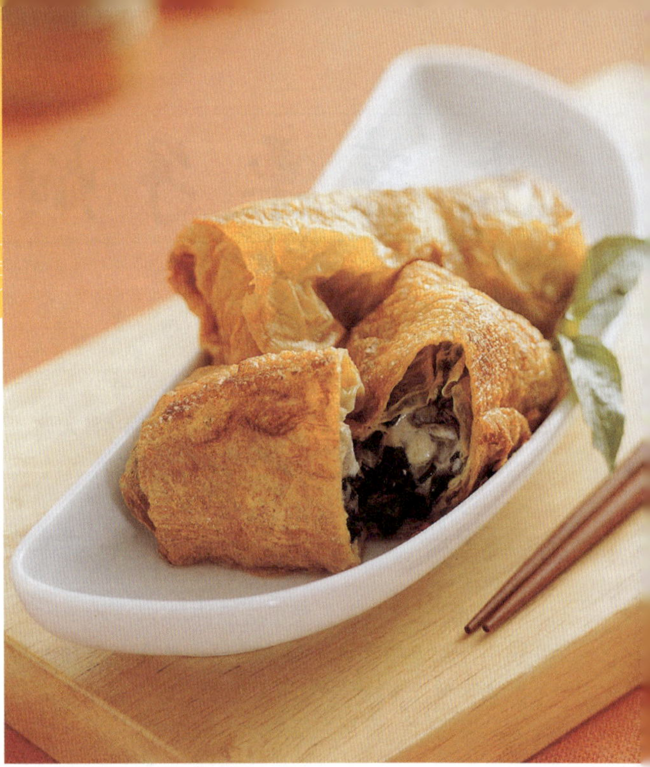

材　料 腐皮2张、青蛤250 g

调味料 盐1小匙

做　法

1. 青蛤洗净，挑除杂壳后沥干，加盐混合拌匀待用。
2. 腐皮每张裁成两半，剪去边缘粗皮部分，接着每小张摊平，中间摆上适量的青蛤后包卷成长四方形，边缘用水沾湿即可密合。
3. 烧热半锅油，将包好的蛤卷放入，用中小火炸至金黄色即可取出，用吸油纸吸干油分后，每卷切对半食用。

保健记事

提高生育力、防癌抗肿瘤、减缓更年期不适症状

※蛤仔被公认是补肾壮阳良品，因富含硒、锌等矿物质，是维持男性雄风不可或缺的营养素；其实这对妇女朋友而言，也是十分重要的营养成分，能缓和女性更年期热潮红及其他不适症状。

※硒是抗氧化剂，能帮助细胞排除环境和饮食中的毒素，阻断自由基对人体的破坏活性，预防细胞氧化引起的病变，其抗癌、抗文明病及慢性病之效果已备受肯定。

※锌是每个人都需要的矿物质，是强化免疫系统的关键物质，也是男性前列腺(摄护腺)正常运作不可缺的要素，并影响男女所有生殖器官的成长发育。人体要抵制流感、抗发炎、防骨质疏松，以致于提高生育力，锌都是幕后重要的力量。

注意事项

青蛤要确保新鲜零污染。肝胃火旺、口臭重、便秘、口唇疮疡、青春痘严重者少吃油炸食物。

香煎干贝

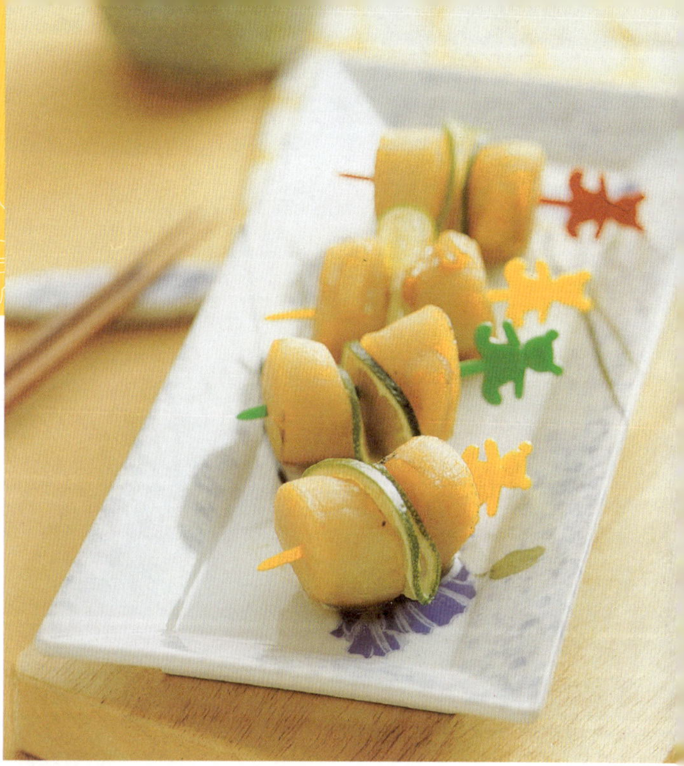

材　料 鲜品干贝250 g、柠檬片5片

调味料 米酒1大匙、盐1/2小匙、黑胡椒粒1/2小匙

做　法

1. 干贝洗净，擦干水分待用。
2. 起油锅，加热少许油，把干贝放入，用中火煎至双面呈微金黄色时，加入调味料，转大火烧煮至汤汁收干即可取出。
3. 用小叉子将柠檬片夹在2块干贝中间，取其香味。

调补胃气肾气，促进消磨宿食积滞，并通利小便、散淋巴结肿

保健记事

※干贝为海味中之上品，性平味甘咸，能滋阴清热、软坚散结、通利小便、生津止渴、调降血压、帮助消化，并调补胃气肾气，改善眩晕目昏、失眠多梦、咽干口渴、脘腹胀满、消化不良、小便不利或夜尿多，并消颈部及鼠蹊部淋巴结肿等症。

※干贝又称“江珧柱”，为长砗磲蛤、江珧贝或是日月贝的闭壳肌(肉柱)，有干品和鲜品，鲜品又称“带子”，用来干煎、炒食或煮汤，干品多用来煲汤、蒸食，味道都十分甘甜鲜美。含有蛋白质、碳水化合物、钙、磷、铁和少量碘质，对健康有一定的补益效果，常食用能滋阳补肾、消磨食积、调降血压、增强体力。

注意事项

老少皆宜，无特殊禁忌，鲜品干贝比干品干贝容易消化，然亦以适量为尚。

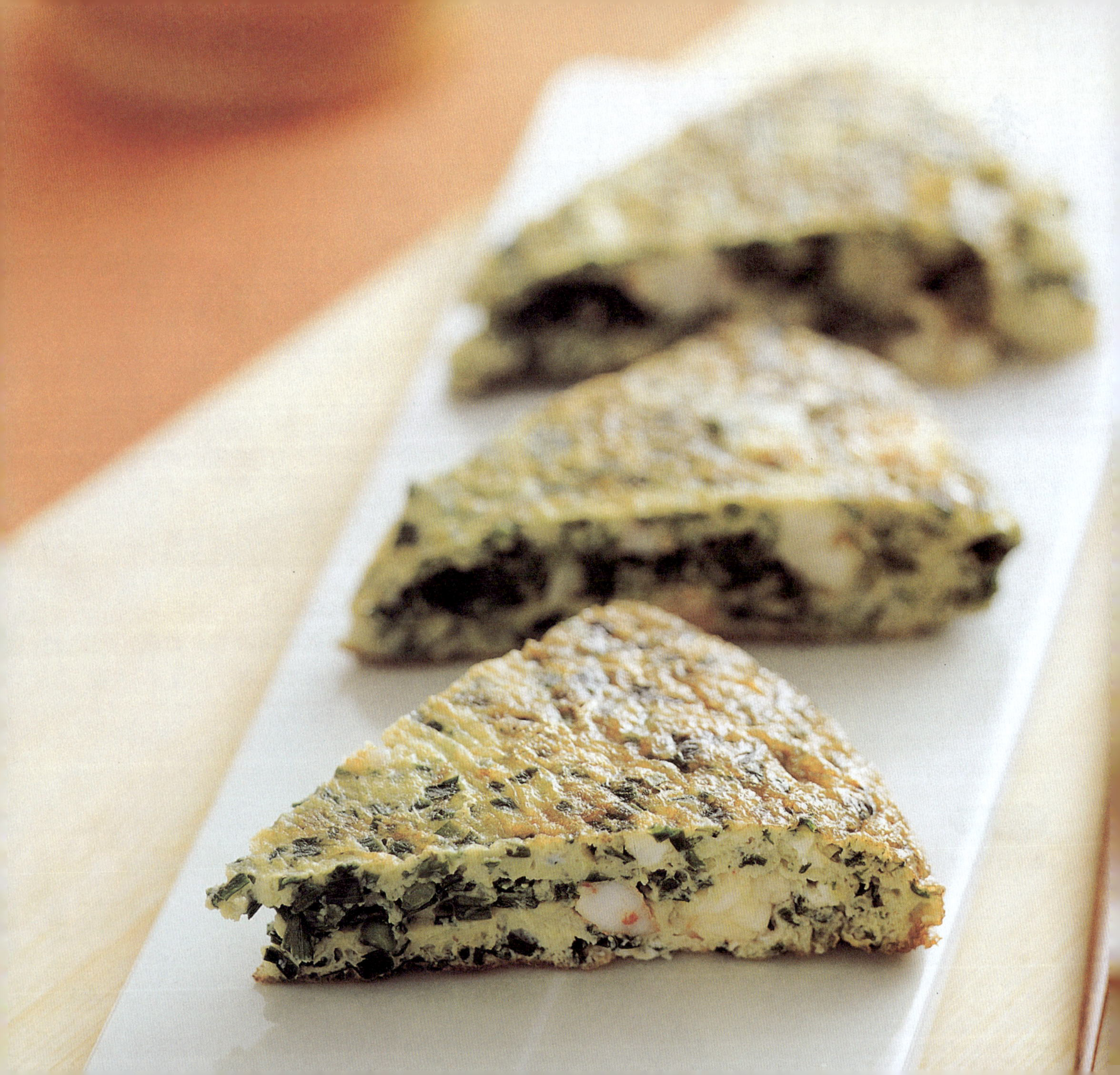

韭菜虾仁煎饼

补肾壮阳、提振活力、
调理性功能障碍、防范心血管病变

材　料　韭菜500 g、虾仁300 g、蛋3个

调味料　盐2小匙、胡椒粉1/2小匙

做　法

1. 韭菜洗净，切除头尾粗硬部后切小碎末，放入大碗中，加盐拌和均匀，再用手抓出水分，沥干备用。
2. 虾仁挑除肠泥后洗净，切小丁。
3. 将蛋去壳，打入大碗中，加入处理好的韭菜、虾仁丁及胡椒粉，混合拌匀。
4. 平底锅加油2大匙，待油热时，倒入做法3蛋液，用中火煎至底部金黄，再翻面，待两面呈硬状即可起锅，切块状后排盘。

保健记事

※韭菜因助阳益精、补肾固涩作用明显，有“起阳草”美称，可说是现代的植物性威而钢，可调理肾阳虚衰所引起阳痿早泄、性欲减退、遗精遗尿、腰脚痿弱、盗汗和妇女子宫虚冷不易受孕。又含有较多的膳食纤维，能通肠利便，预防便秘及肠癌变；同时，其硫化物和精油成分，可促进食欲，并减少对食物中胆固醇之吸收，高血压、高血脂、心血管病变者宜常食用。

※虾子是对健康很有裨益的海鲜，营养极为丰富，特别是磷、钾、铜、碘等矿物质，能提振活力、促进生育力、坚固骨质、维护心血管健康，预防高血压、心脏病及中风，同时还有通乳作用。但许多人对虾子过敏，如过敏性鼻炎、哮喘、支气管炎、反复发作性过敏性皮肤炎、异位性皮肤炎等则不宜。

※韭菜虾仁煎饼有补肾兴阳、强筋壮骨、维护心血管作用，并防范骨质疏松症，是老少皆宜的食品。

注意事项

本品温热，属发物，容易上火的体质、过敏性体质、皮肤疮肿、有发炎状态，以及宿疾未愈者不宜食用。

海参蹄筋虾仁煲

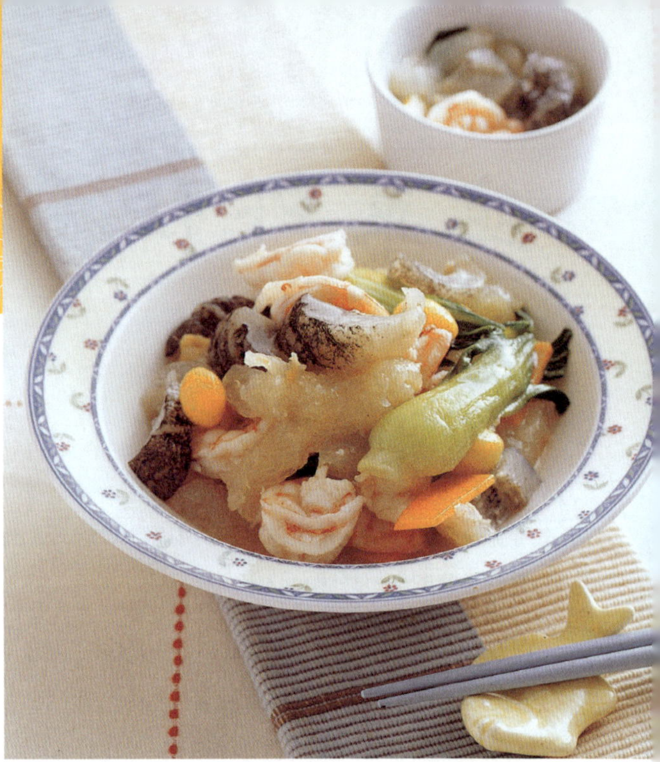

材　料　海参1尾、蹄筋200 g、虾仁100 g、青江菜2棵、罐头白果10粒、胡萝卜1小段

调味料　乌醋半碗、盐2小匙、细砂糖1小匙

做　法

1. 海参从腹部剖半，清除肠泥后洗净，放入事先煮滚的热水中汆烫一下，捞出洗净，再切斜片备用。
2. 蹄筋洗净，切半；虾仁从背部划一刀口，挑除肠泥后洗净；油菜洗净，每棵对切成半棵；胡萝卜洗净，削去外皮后切薄片；白果洗净。
3. 锅中加1碗水，用中火煮开后，加入所有处理好的材料煮熟，接着加入调味料拌和均匀，待再度煮滚时即可熄火。

抗性功能障碍、促进器官组织修护、提升免疫功能、避免早衰老化

保健记事

※海参是功效与人参相同的海产，其性温味甘咸，有补肾兴阳气、益精血疗痿弱、消痰涎润肠燥等作用，适合调理肾气不足、精血亏损、阳痿遗精、腰酸腿软、尻骶冷痛、身体衰弱、消瘦乏力、晕眩耳鸣、小便频数、肠燥便秘、血虚贫血等症。

※海参体壁含有刺参酸性多糖质，能抗放射损伤，减轻放射治疗后的不舒服感，并参与血液输送铁质的工作，促进造血功能，改善再生障碍性贫血，并协助降血脂和抗凝血。海参还含有海参素，是一种抗氧剂，能抑制多种霉菌及某些癌细胞之生长和移转，并能抑制某些肉瘤。

※海参是高蛋白、低脂肪、低胆固醇、低嘌呤的食物，糖尿病、心血管疾病、痛风症、肥胖症都可放心使用。搭配富含胶原蛋白的蹄筋，及滋补壮阳妙品虾仁，能更有效维持皮肤与肌肉弹性，增强保湿功能，并促进人体器官组织的修补。综而论之，此道煲品，能增益脑智、提高工作效率、增强免疫功能、抗性功能障碍、防止提早老化，并强化生命力。

注意事项

习惯性腹泻、过敏性体质、外感风寒发烧未退的人慎食。

麻油炒鸡孵

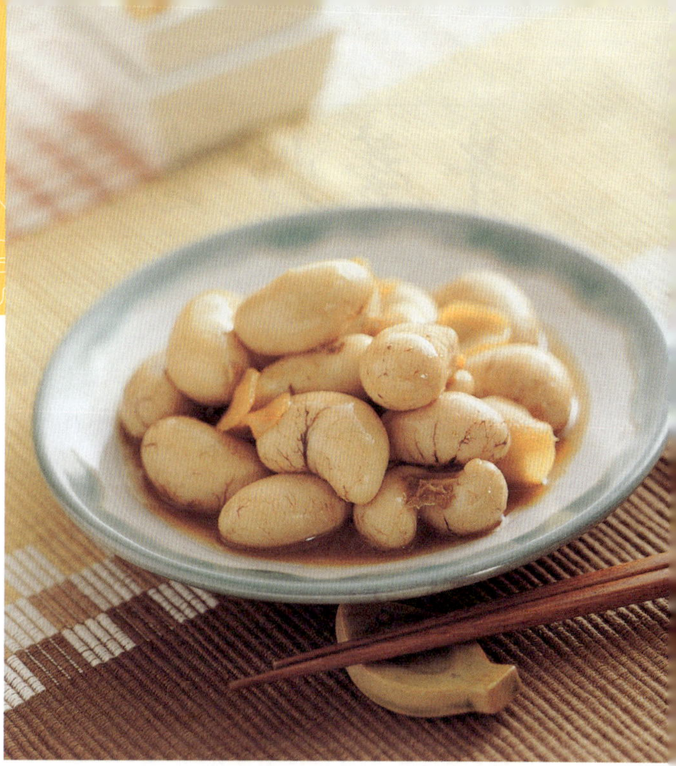

材　料 鸡孵250 g、姜1小段、麻油2大匙

调味料 米酒2大匙、酱油1大匙

做　法

1. 姜洗净，切片；鸡孵洗净待用。
2. 热锅，放入麻油，用小火加热后，放入姜片爆香至微焦时，加入鸡孵拌炒，再加入调味料，用大火拌炒约3分钟即可盛盘。

调理性功能障碍，抗氧化防衰老，
预防多种文明病，并提振精神与体力

保健记事

※鸡孵即为鸡睾丸，在“以形养形”的养生概念中，吃鸡睾丸有治疗性功能障碍的作用，因为鸡睾丸里面含有雄性激素，当人体激素分泌不足时，可借由食物的补充，让身体功能提升，达到正常运作的效能。

※鸡睾丸所含成分仍以蛋白质为主，以及少许的荷尔蒙，吃进胃里，会被胃酸分解代谢为多种氨基酸，如色氨酸、苯丙氨酸、亮氨酸、精氨酸等物质发挥其作用，对人体功能产生影响，而有利于人体生化机制，如促进男性精虫制造、提高性欲、协助排除某些不孕的毛病，并提振精神、抗情绪低潮、使注意力集中。

※鸡孵以麻油烹煮，更发挥补益效果。因麻油相较于一般食用油，滋补效果更佳，具有明显的抗氧化作用，能延长细胞寿命，提供体内充沛的氧气，快速消除疲劳，并更具耐久力；又能防治心血管疾病、预防动脉硬化、抑制某些癌细胞生长、降低罹患慢性病及文明病的几率。因富含油脂，能润肠软便，改善便秘。对保湿润泽肌肤、维持肌力和弹性也大有助益。

注意事项

鸡睾丸含有较多的胆固醇，适量能补益肾气，摄取过多，胆固醇必然会升高，反而会增加肾脏及心血管之负担，糖尿病患者也不宜。

牛蒡炒鸡丝

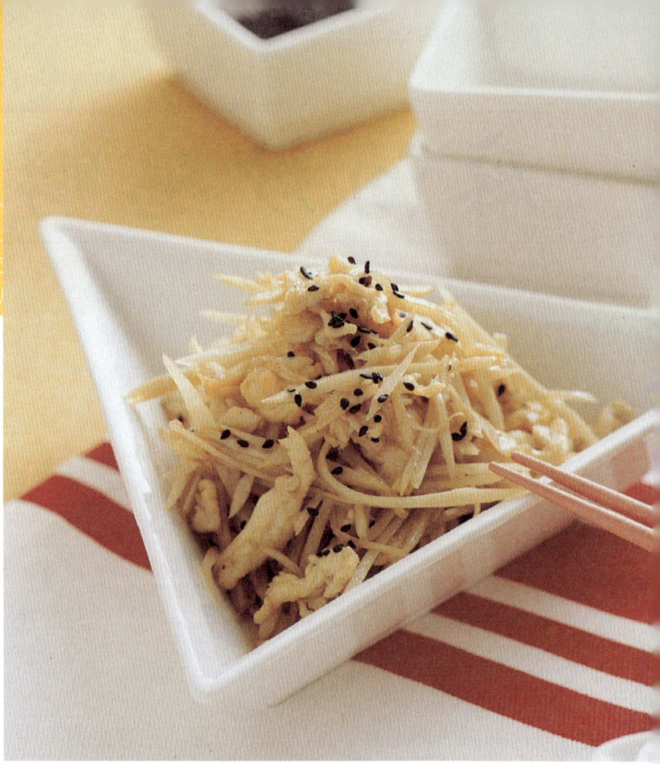

材　料　牛蒡1段、鸡胸肉200 g、炒熟黑芝麻1小匙

调味料　酱油1大匙、淀粉2小匙、盐1小匙

做　法

1. 牛蒡削去外皮，洗净后切细丝，泡薄盐水以防氧化变黑。
2. 鸡胸肉顺着肌纹切细丝，加入酱油、淀粉拌匀。
3. 热锅，加少许油，放入鸡肉丝拌炒至半熟，再加入牛蒡丝、盐及水2大匙，拌炒至牛蒡丝熟即可盛盘，最后撒上黑芝麻粒即可。

振奋男性性能力，滑肠通便防便秘，抗菌防老抗肿瘤

保健记事

※牛蒡所含营养非常丰富，有多种多酚类物质及甘类，能滋补强身、清热解毒、抗菌、防老抗肿瘤；也含有蛋白质、脂质，还有钙、磷、铁、钾等矿物质，以及维生素B族、维生素C等养分，能提供机体所需之能源，增强免疫力；又有大量膳食纤维，滑肠通便效果明显，能促进排泄，有效排出体内毒素，并能降低胆固醇及降血糖，预防糖尿病、高血压。

※牛蒡是蔬菜中的珍品，尤其富含菊糖成分，有独特的自然甘甜风味，深受日本人所喜爱。除保健之外，还能给人十足的美容效果，可预防粉刺、增生头发、抗头皮屑。对于男性而言，牛蒡具有令人振奋的作用，是补肾壮阳的食补素材。

注意事项

处理牛蒡，先刮去外皮，无论切薄片或切丝，在下锅之前都先放入薄盐水中浸泡，至水变成铁锈色时，就要再换水，如此才能保持牛蒡原色，并去除涩味。

蒜末羊排

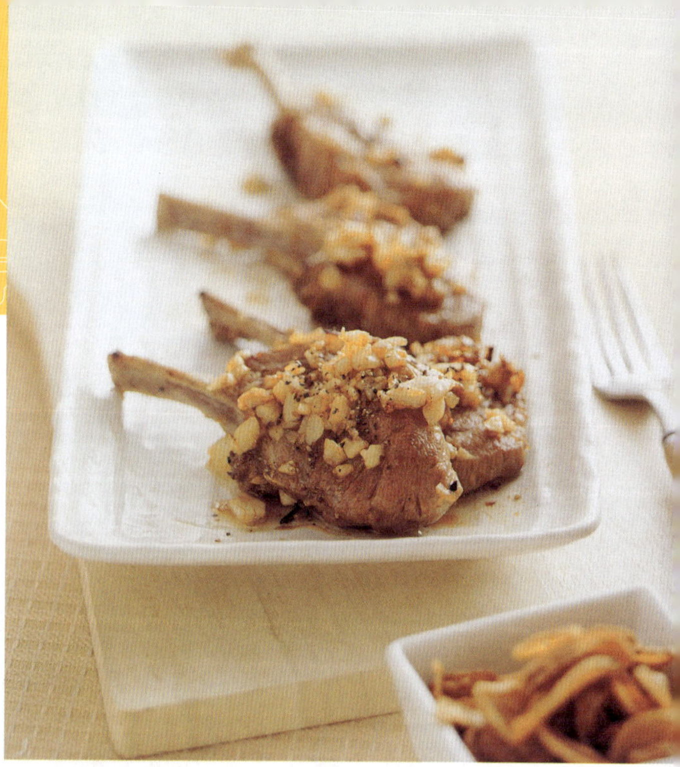

材　料　羊排4只、大蒜10粒

调味料　酱油2大匙、细砂糖1小匙、黑胡椒粒1小匙

做　法

1. 大蒜剥去外皮，拍碎末备用。
2. 准备平底锅，加入2大匙油，放入羊排，用中火煎至双面金黄，取出盛盘。
3. 起油锅，加热1小匙油，放入蒜末炒香后，加入调味料拌炒均匀，即可盛出淋在煎好的羊排上。

调理体虚，抗流感、止发炎、防癌，并提高免疫力

保健记事

※羊肉益气调虚、滋补元阳的效果备受肯定，对一切虚寒症状都有一定的补益作用，如调补男性性功能障碍，及妇女子宫虚冷、不育不孕、经痛，以及产后气血两虚，羊肉都属第一选择。同时小儿发育迟缓、青少年转骨缓慢、少女成熟慢及老人虚弱衰退，也都适宜。

※大蒜被认为是阳性物质，因它具有兴奋器官、促进血液循环、增进新陈代谢的作用，可促进雄性精液的分泌。大蒜也是天然的抗生素，所含大蒜素有强效的杀菌能力，能对抗流感预防感冒，能消炎防止伤口感染发炎。也可作为抗血栓剂，抗动脉粥样硬化与中风等；又能阻断致癌物亚硝胺在体内的合成，并增加白血球与巨噬细胞的活性，可防癌及提高免疫力。大蒜还具有降血糖作用，并促进胰岛素的效果与肝糖合成。大蒜亦能帮助消化、促进胃液分泌，增加酵素的活性。

注意事项

蒜末羊排固然补益作用强，但也有所不宜，有消化道疾病者，如腹泻时不宜吃太多大蒜，否则恐会加剧腹泻。肺热痰浓、肠胃溃疡、肝肾有火、经常焦躁气怒、口疮唇疹的人也不宜。

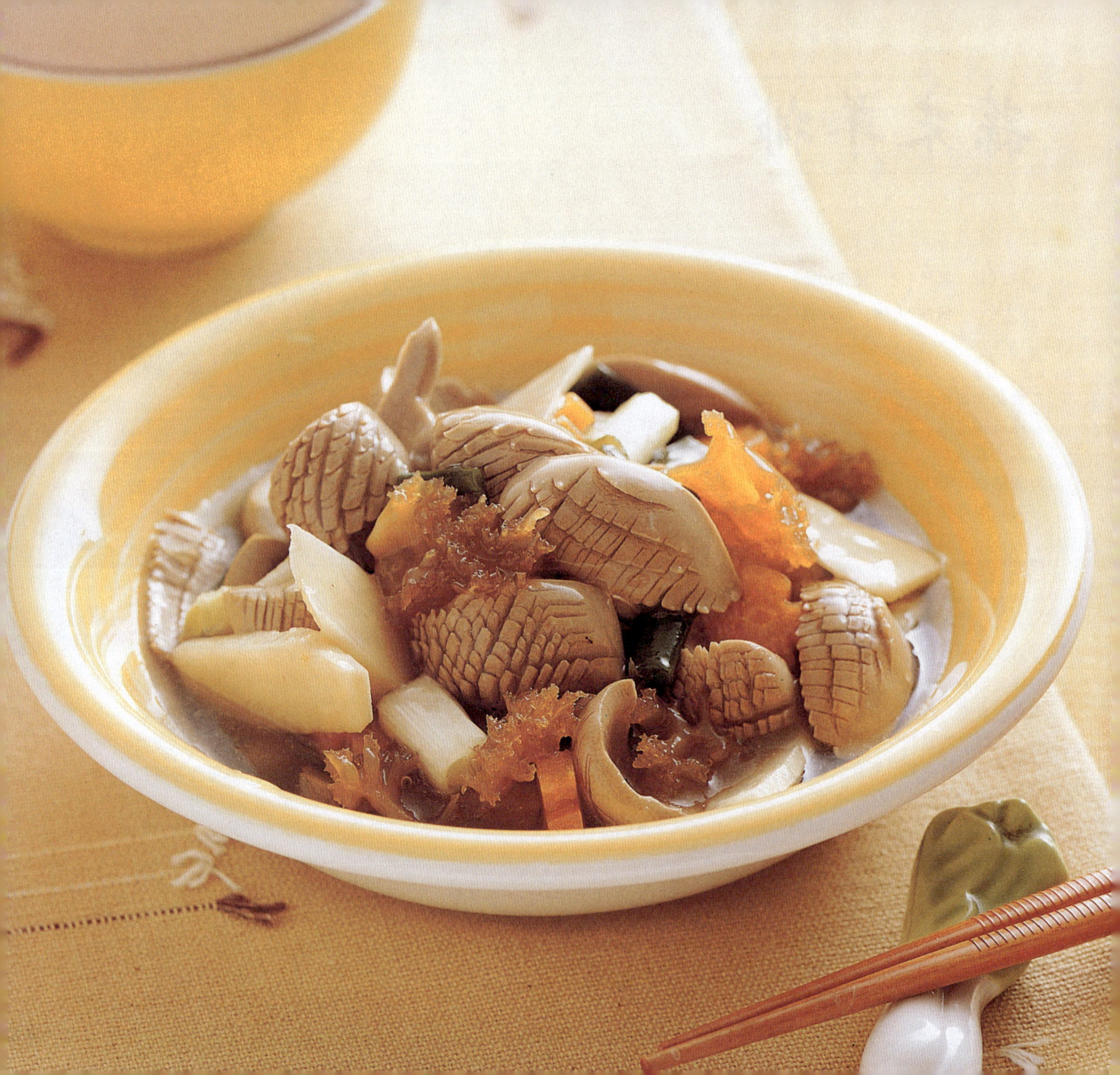

糖醋蜇头腰花

补肾阳调虚弱，保护呼吸系统

材　料　腰子1副、蜇头150 g、笋1支、葱2支

调味料　白醋2大匙、细砂糖2大匙

做　法

1. 腰子剖半，去除中间白膜及血水后洗净，表面划十字刀纹，再斜切薄片，接着放入事先煮滚的热水中汆烫一下，取出放入清水里浸泡去除血水腥味。
2. 笋剥除外壳、切除粗硬部分后洗净，切薄片；葱切除头尾部，洗净，切段；蜇头放入水中浸泡去除盐分后，再切小块。
3. 汤锅加入2碗水，放入笋片，用中火煮至笋片熟时，再加入蜇头、腰子片、葱段及调味料，转大火煮滚后即可熄火。

保健记事

※海蜇即水母，海蜇头是水母的触须、口腔等部位，有清热化痰、消积软坚之作用，对慢性气管炎、呼吸道炎症、哮喘、肺炎有一定的调理效果；并能消其他郁结积块，可防治肿瘤。海蜇头还含有类似乙酰胆碱的成分，能扩张血管、降低血压。经常处于污染环境中之从业人员，如美容美发业、石棉瓦制造业、纺织业、粮食加工业、建筑业等，与尘埃接触较频繁者，海蜇皮或蜇头可协助去体内尘积，能清肺清肠胃，做体内环保工作。

※腰子即猪的肾脏，被认为是“以形补形，以肾补肾”的代表食疗方，有补肾阳止滑精、止虚汗、利尿消肿之功效，对肾虚引起之耳鸣、暂时性听力衰退、遗精早泄、盗汗虚汗、腰酸背痛、身面浮肿等现象有效。与蜇头搭配烹煮，双补肺肾，调节肺呼吸功能及养肾命门之火。

注意事项

此品适合大众食用，但虚寒体质者慎食，消化不良者亦不宜一次多量。另外，烹调或凉拌海蜇酌以醋来调味，会更增添口感，尤其是凉拌菜非加醋不可，否则易走味。

蟹肉炒洋葱

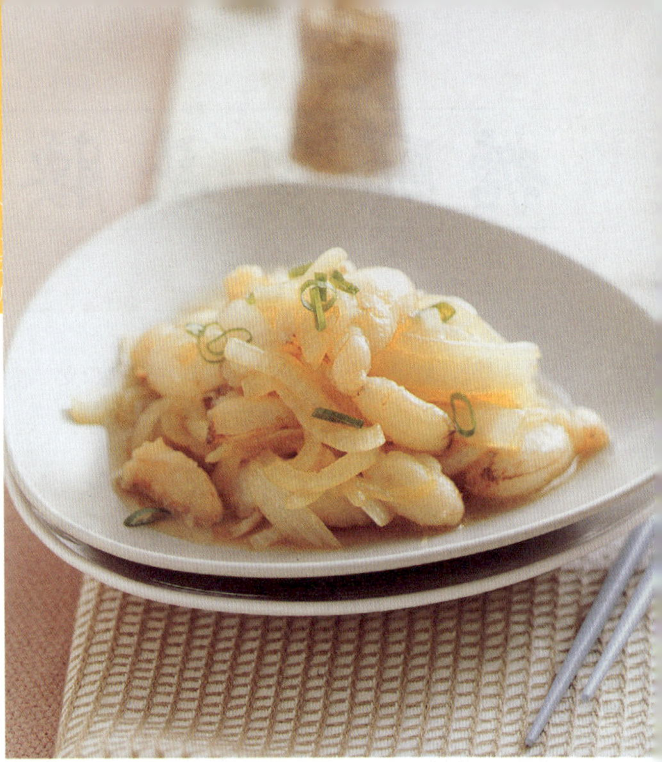

材　料　洋葱半个、蟹管肉250 g

调味料　酱油2大匙、盐1/2小匙、细砂糖1小匙

做　法

1. 洋葱剥除外膜后洗净，切除头尾硬粗部分，再切细丝。
2. 蟹管肉洗净，沥干。
3. 起油锅，加热少许油，放入洋葱丝炒香至软时，加入蟹管肉及调味料，待蟹管肉熟透即可盛盘食用。

调整免疫系统，改善水肿、腰酸背痛、肢节僵硬

保健记事

※螃蟹含有丰富的蛋白质和矿物质，其性寒味咸，有清热解毒、利尿消肿、破瘀消积、养筋活血、通透筋络、畅利肢节等多种通利性质的食疗功效；同时有调整免疫系统的作用。对水肿、腰酸背痛、肢节僵硬、风湿性关节炎有缓解效果。

※螃蟹因为性寒，单独进食时要搭配姜汁、醋汁来祛寒杀菌，或配酒来平衡寒热，否则要配伍姜、葱、洋葱等温热性蔬菜，或是取咖喱、沙茶、辣椒等热性调味料，来调和性味。

注意事项

螃蟹一定要买鲜活品，死蟹体内有大量的细菌和有害物质，吃了有碍健康，严重者会造成食物中毒，而上吐下泻；而且不要吃蟹鳃、内脏、沙包等部分，这通常是含细菌和毒素最多的地方。建议发烧、发炎、有伤口时，以及病后恢复休养期、体质虚弱、胃寒胃痛、腹泻、过敏性体质者不宜食用。

红糟炒肉片

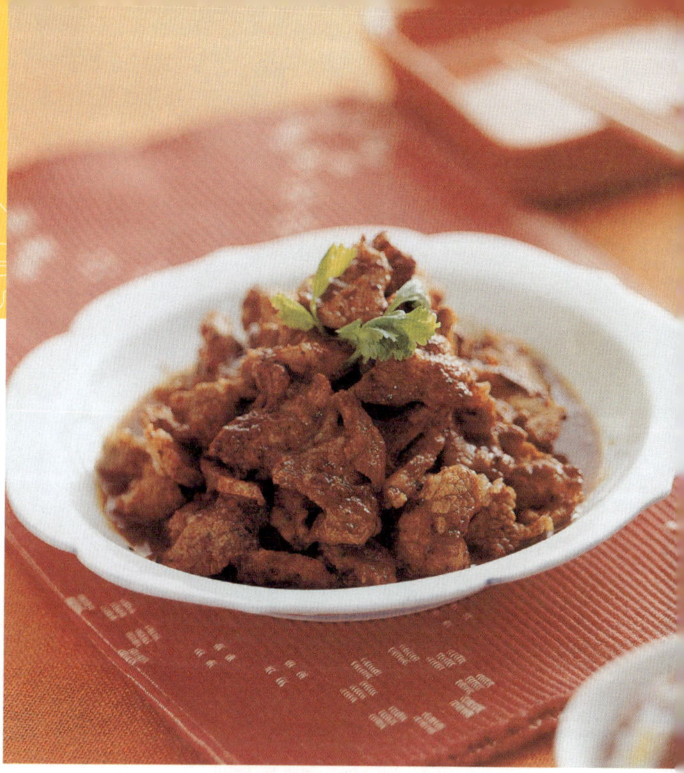

材　料 五花肉300 g、红糟酱2大匙、姜1小段

调味料 酱油2大匙、细砂糖1大匙、米酒1大匙

做　法

1. 五花肉洗净，切薄片；姜洗净，切碎备用。
2. 热锅，加入少许油，放入姜末炒香，再加入红糟酱炒匀后，放入五花肉片、调味料及水2大匙翻炒均匀，接着转小火焖煮约10分钟，即可盛盘。

补血补肾，预防和改善缺铁性贫血，令人精力充沛

保健记事

※猪肉性平味甘咸，有滋阴润燥、补肾养血之效，可提供人体优质的蛋白质及脂肪酸，重要的是它可提供血红素铁，以及促进人体吸收铁质的半胱氨酸，还有红细胞不可缺的钴质，可预防和改善缺铁性贫血，对贫血、羸瘦体弱、肺燥咳嗽、血虚便秘等症都能改善。同时可促进食欲、帮助成长发育，并减轻疲劳，较快速恢复体力，也可使脸色变得红润。适量摄食猪肉使身体保持充足的铁质，可令人精力充沛，促进免疫系统发挥最大的作用，并使头脑和神经反应变得更敏锐。

※猪肉与红糟炒食，有补血益精、滋阴补肾的作用。红糟能活血化瘀、调理经带、通畅经络，特别是妇女在生理期会流失较多的铁质，此时期补充红糟炒肉，可防治缺铁性贫血，避免虚弱、疲劳、苍白和容易感染疾病。儿童迅速发育期及青春期转骨，特别是少女在第二性征发育期，对铁质需求量较高，也都适合经常食用。

注意事项

肥胖者及血脂肪高者，要限制肉类的食用量。虽然孕妇要多摄取一些铁质，可多摄食猪肉及其他富含铁质之食物，但建议谨慎用红糟，以免因培养不良的红曲所产生的毒素影响到胎儿发育。

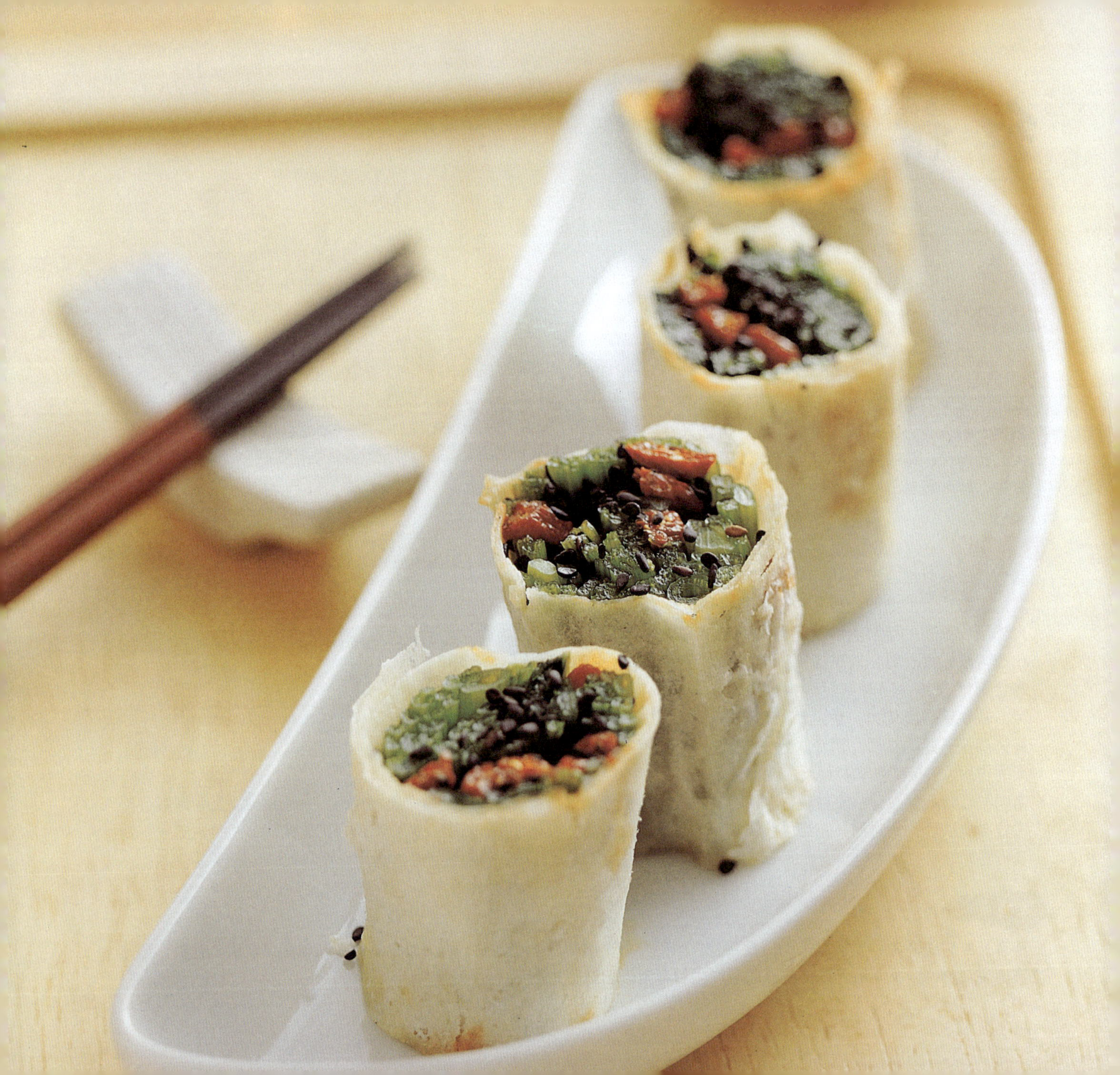

小菜篇

枸杞芝麻菠菜卷

保护心血管健康、滋补肾气之不足，并填精益髓、强壮骨质、乌发护发

材　料　菠菜1把、枸杞50 g、炒熟黑芝麻1大匙、春卷皮2张

调味料　盐2小匙

做　法

1. 菠菜洗净，切除根部；枸杞泡热水至软。
2. 烧开一锅水，加入盐、油1大匙，再加入菠菜、枸杞，煮滚1分钟后取出，沥干，并将水分拧干待用。
3. 将每张春卷皮摊平，先铺上适量菠菜叶，再撒上沥干的枸杞、黑芝麻粒，最后再铺上适量菠菜叶后，将春卷皮卷紧成圆筒状，切段排盘即可。

保健记事

※芝麻味甘性平，有黑芝麻和白芝麻两种，质性大致相同，一般食品多用白芝麻，而补益食疗以黑者为佳，有补血、润肠、生津、通乳、护发之功效，改善身体虚弱、须发早白、贫血萎黄、大便燥结、头晕耳鸣等症。

※芝麻营养丰富，富含不饱和脂肪酸、胆碱、烟酸等有效营养成分，能防止体内脂肪沉着，降低胆固醇值，并能扩张血管、预防血管硬化，保护心血管健康；同时，也是填补脑髓的营养素，促进成长发育，防范发育迟缓、神经过敏、行动失调，是能延长细胞生命、快速消除疲劳、令人轻身不老、延年益寿的健康食品。

※芝麻因富含油脂及多种矿物质，能促进肠子蠕动，润肠通便力甚强；又能防治缺铁性贫血，对血虚便秘有效；对强壮骨质、预防骨质疏松也有一定助益。搭配枸杞子、菠菜除了补强上述的营养效益之外，更发挥坚壮筋骨、促进气血循环之作用，有效改善腰膝酸软、头晕目眩、耳鸣、视力减退、须发早白及遗精等肾气不足之现象。

注意事项

菠菜虽富含铁质，但过食反会干扰人体对钙和锌的吸收，特别是幼儿不要吃太多，以免影响其成长发育。芝麻有一层硬膜，并不易消化，可稍微捣碎或碾碎再食用，或是多吃芝麻糊、芝麻酱，人体可摄取更多的营养成分。

鳗鱼韭菜卷

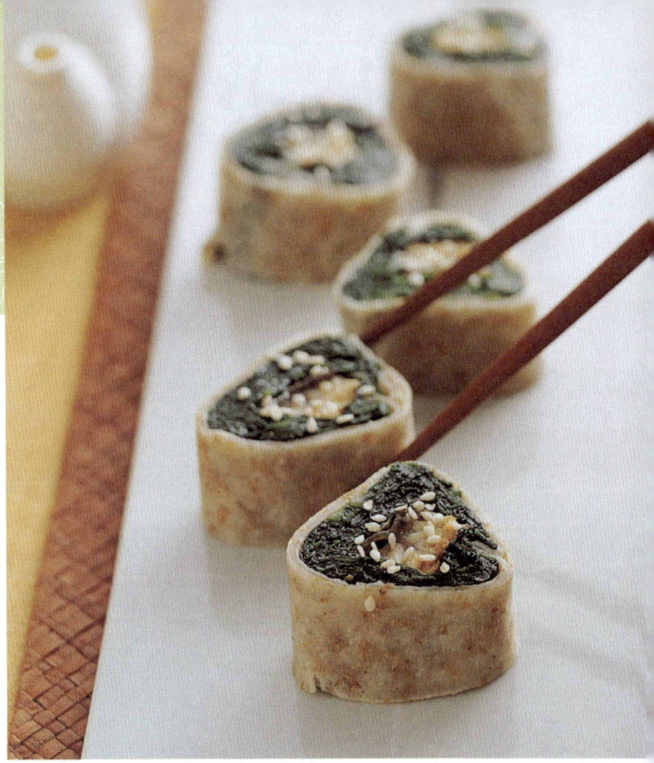

材　料　鳗鱼烧1片、韭菜500 g、炒熟白芝麻1大匙、全麦饼2张

调味料　盐2小匙、油1大匙

做　法

1. 韭菜洗净，切除头尾粗硬部分；鳗鱼烧切成2小片待用。
2. 烧开一锅水，加入调味料及韭菜，待韭菜熟软时捞出沥干，拧干水分。
3. 将1张全麦饼摊平，取一半的韭菜铺平后，放上一小片鳗鱼烧，用竹帘将全麦饼卷成△形状，再切段排盘，最后在切面撒上白芝麻粒即可。

补虚弱、振阳气，改善苍白羸瘦、性活力低落，并促进体内毒素排出

保健记事

※鳗鱼性平味甘，营养丰富，滋补价值高。有补虚养血、去羸弱、祛风湿、抗肺痨之效益，能调补体弱瘦干、贫血脸色苍白，也适合作为肺结核、肺痨的辅助食疗营养品。值得一提的是，鳗鱼含有一种非常稀有的西河洛克蛋白成分，具有明显的强精壮阳、提振性活力的作用，不仅能调理性功能，更能滋补肾气、强筋健骨、强化生命力。

※鳗鱼搭配有起阳草美喻的韭菜，更补强温中养肾、助阳固精、提高性动力与御寒力之效益，经常食用，并可促进体内代谢后废物之排出，以及保护心血管健康。

注意事项

老少皆宜，特别是年轻夫妇、银发族及体虚羸弱者可经常食用。

山药黑豆沙拉

小菜篇

材　料　新鲜山药200 g、糖渍黑豆1大匙、枸杞1小匙

做　法

1. 新鲜山药洗净后削去外皮，切小条状，再放入冰水中冰镇4分钟，捞出沥干，排盘。
2. 最后撒上糖渍黑豆及枸杞即可。

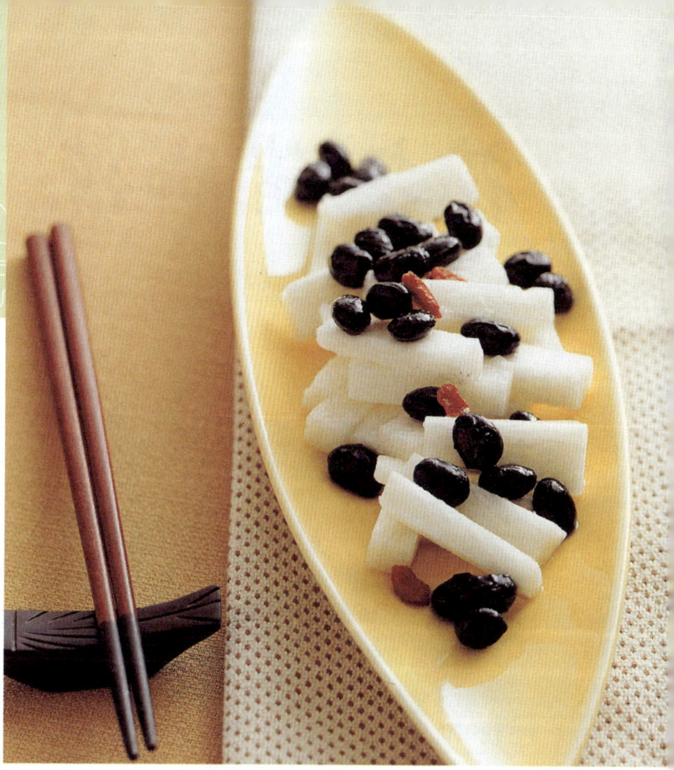

改善遗精频尿、缓和妇女病症，并降血脂、抗肿瘤、抗氧化

保健记事

※山药味甘性平，不热不燥，能壮阳道治遗精，同时能调节脾胃中气，改善食欲不振、消化不良、长期腹泻、儿童营养失调、妇女带下病等，是能平和补益肺、脾、肾之良品。其食疗效用还包括抗菌、镇咳、抗氧化、防衰老，也可促进T细胞数增生，提高免疫力，具防癌抗肿瘤、抗关节炎之作用，亦能调降胆固醇。

※黑豆富含不饱和脂肪酸，可促进胆固醇的代谢、降低血脂、预防心血管疾病。也含有较多的抗氧化成分，最特别的是异黄酮素、花青素等，以及维生素E，能清除体内自由基，可抗氧化，延缓老化，减少皮肤皱纹，养颜美容，保持青春。

※黑豆色黑入肾补肾，调理肾气不足，与山药配伍烹调，更补强滋阴补阳、充实肾气之效果，有效改善遗精频尿、腰膝无力及妇女病症。

注意事项

山药具收敛作用，便秘者谨慎食用；黑豆宜熟食，也不要一次大量，否则造成胀气、肠胃不适。

花椒猪脚冻

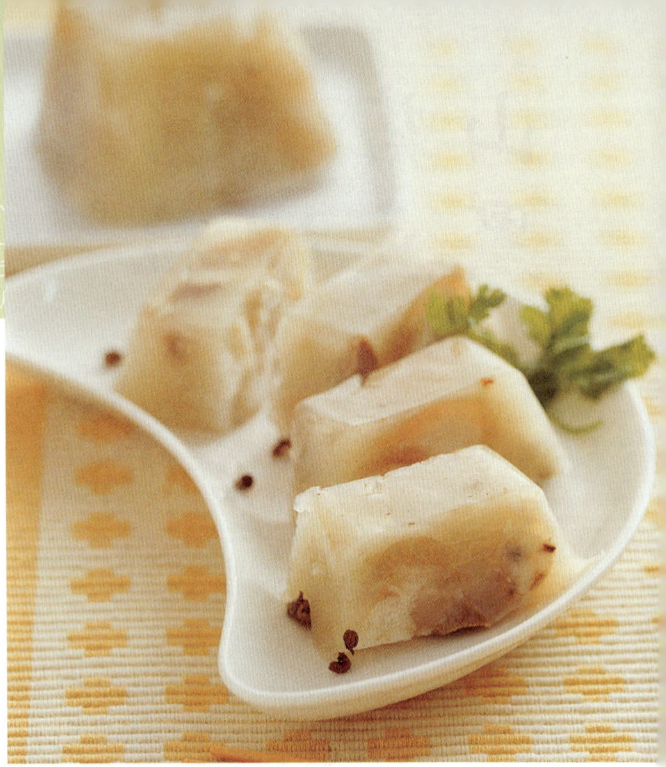

材　料 猪脚1只、花椒粒2小匙

调味料 盐2小匙

做　法

1. 将猪脚放入事先煮滚的热水中汆烫一下，捞出，再刮净表皮，洗净备用。
2. 将处理好的猪脚及花椒粒、盐放入锅里，加6碗水，先用大火煮滚后，转小火煮约30分钟，接着挑去猪骨头及花椒粒，再把其余材料倒入准备好的模碗中，待凉结块状，再取出切块即可。为了增添风味，可撒上挑出的花椒粒点缀装饰。

抗老防衰、提振体力、通乳补身，并促进成长及转骨成功

保健记事

※猪脚性平味甘、咸，有补血、润燥、通乳、托疮、生肌肉、疗伤口之作用。因含有丰富的蛋白质，可促进乳汁分泌，调补产后少乳，既滋补身体，又是理想的催乳剂。能补血润燥、通肠，改善血虚便秘；并促使肌肉新生，治疮口久不愈合。

※猪脚皮还富含胶原蛋白，对人体的细胞、皮肤、筋络、软骨、骨骼及结缔组织都起重要作用，能延缓机体老化，增进肌肤保湿能力，避免早生皱纹和快速角质化；又能促进儿童生长，助益少男少女转骨发育成功。

※花椒味辛，性温，含挥发油，可调味消除肉类腥膻味，增加口感；在食疗上，能温中祛寒、止痛止痒、杀虫解毒，对腹胃冷痛、呕吐、腹泻、蛔虫腹痛有效；又能刺激唾液分泌，促进食欲、帮助消化。搭配猪脚熬制羹冻，能提振体力、补充能量，增进人体对营养之吸收，调整营养状态，并抗老防衰。

注意事项

花椒辛温，不宜过量食用，孕妇及虚弱火盛的人不宜；肠胃溃疡者亦不宜。

坚果蔬菜卷

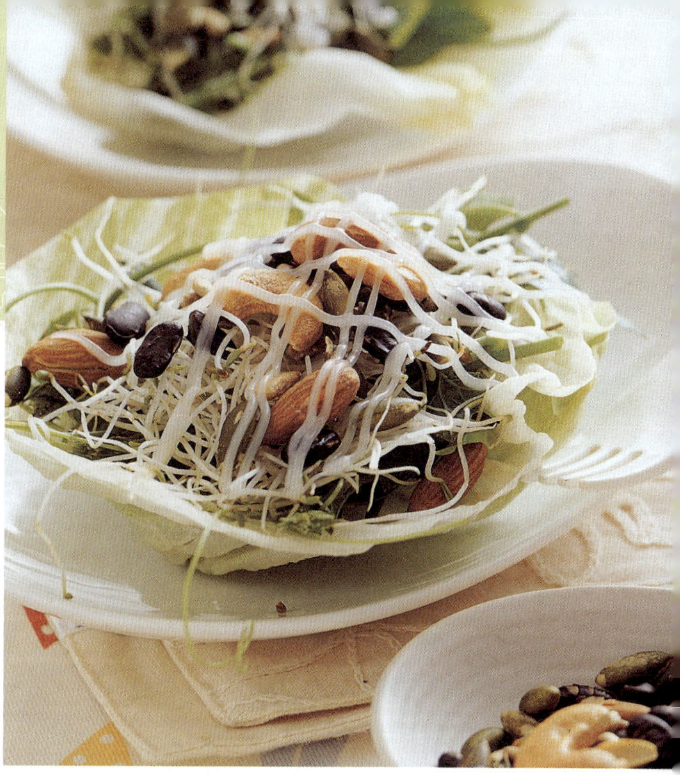

材　料 西生菜2叶、苜蓿芽2大匙、龙须菜2大匙、综合坚果2大匙、蛋黄酱1小匙

做　法

1. 西生菜叶洗净，剪去边缘成一碗状。
2. 苜蓿芽、龙须菜洗净，彻底沥干水分备用。
3. 将苜蓿芽、龙须菜放在西生菜叶上，再撒上综合坚果，淋上少许蛋黄酱即可。

减缓老化速度、维持青春容姿、补养肾气强筋骨、提振性活力

保健记事

※坚果类食物营养丰富，尤其富含有钙、镁、锰、磷、铬、硒等微量元素，以及维生素E、维生素F、泛酸(维生素B_5)等营养素，对促进成长发育、身体组织修护、新陈代谢调整等，都大有助益；经常食用能补充人体大量能量，快速解除疲劳、增进记忆力、减缓老化速度、抗肿瘤癌变，并强化神经传导、缓和失眠症、抗忧郁焦躁、解决便秘之苦，以及防御骨质疏松，对心血管健康及心脏律动，也具一定维护作用。

※坚果中之腰果、胡桃、松子等有较明显的强壮作用，能补养肾气提高性活力、改善频尿、遗精、冷感、腰膝酸软等肾虚状况。

注意事项

坚果含有较丰富的油脂，固然有益健康，但多食过食一样会囤积热量，造成体重负担。

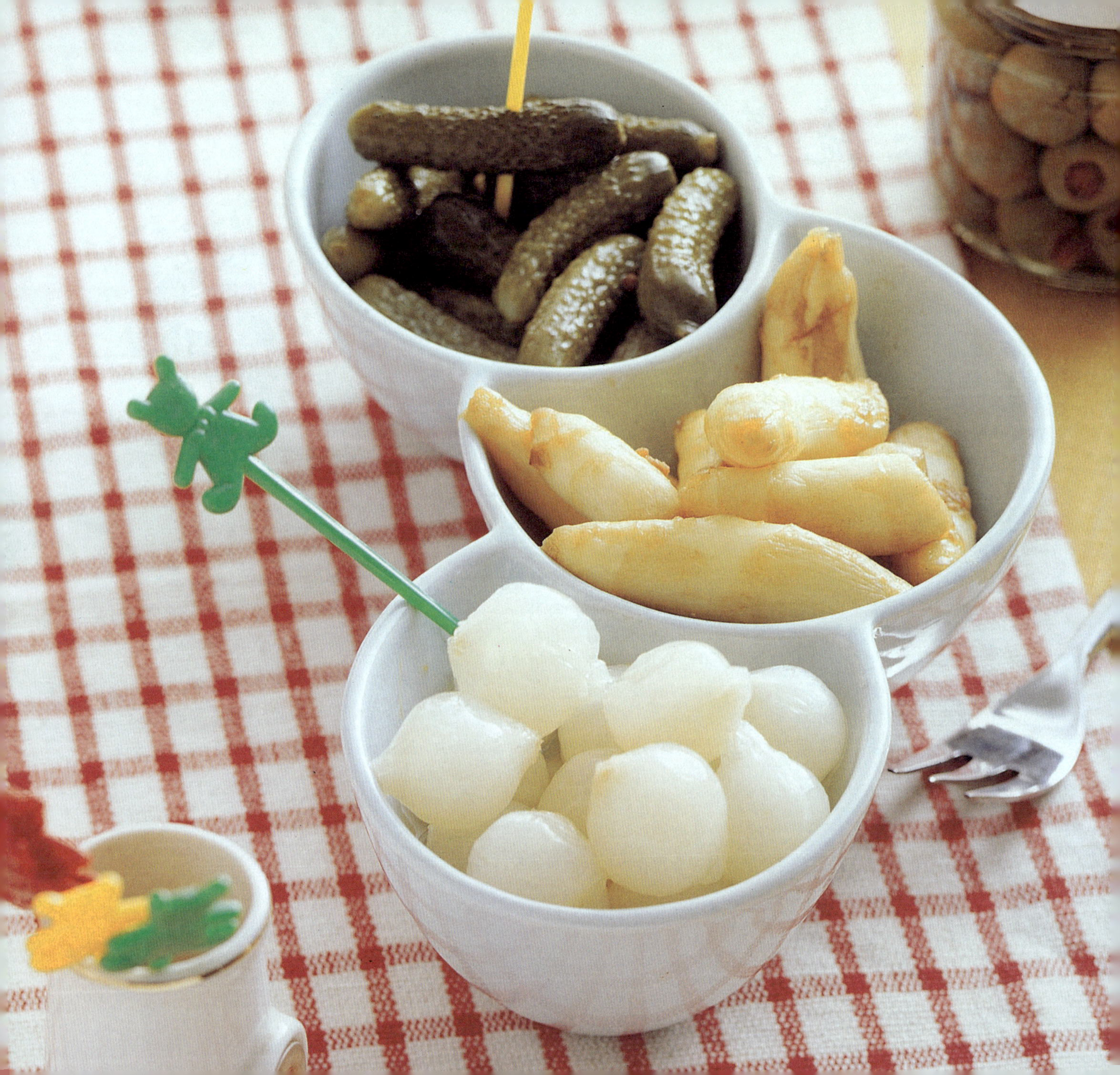

小黄瓜醋
姜醋
洋葱醋

促进食欲、消除疲劳、提振肾气、增进抗病力及免疫功能

材　料　嫩姜200 g、小黄瓜200 g、小洋葱200 g

调味料　米醋1瓶、盐3大匙、细砂糖3大匙

做　法

1. 将材料分别洗净，沥干后，分别用1大匙盐搓揉腌渍约30分钟，去除水分后再用清水冲净，沥干。
2. 将每种材料分别浸泡在1大匙糖及1/3瓶米醋中，约浸泡20天即可食用。
3. 所留醋汁可再用来烹调调味或当蘸酱。

保健记事

※醋的功效十分多元，可以调节食欲，改善进食情况，如盛热炎夏食不下咽，或老人消化机能减退至食量减少，都可酌加醋来诱发食欲；又只要少量的醋，就有助于骨头里的钙质释出，所以炖煮排骨汤、鸡汤时加少量醋，能促使身体摄取更多的钙质。醋还是提味剂，能提引香气、去腥膻、杀菌防腐，烹调肉类、鱼类、海鲜时，加几滴醋，会升华菜香，且美化口感减少油腻感。

※洋葱醋、姜醋都是优质的保健醋，可促进食欲、调节营养状态，并较快速消除疲劳、恢复体力、提振肾气，也能增进抗病力，提升机体免疫功能，预防肠胃道疾病，并帮助睡眠。

※自制养生醋，以采用米醋或陈醋为佳；除非要以水果自制水果醋，例如用苹果醋浸泡苹果，味道更香醇，但用苹果醋来浸泡洋葱，或泡大蒜，口感上则不适宜。

注意事项

醋是健康养生良品，亦有人为瘦身美容而喝醋，但仍应以不伤肠胃为前提，不适合在空腹时喝醋，尤其是胃壁过薄、胃酸分泌过多、胃溃疡、十二指肠溃疡者，宜谨慎吃醋。因醋中含钠量不低，必须限钠的高血压患者要限量；乌醋也含有较多的钾，不适合肾脏病人。

凉拌海蜇皮

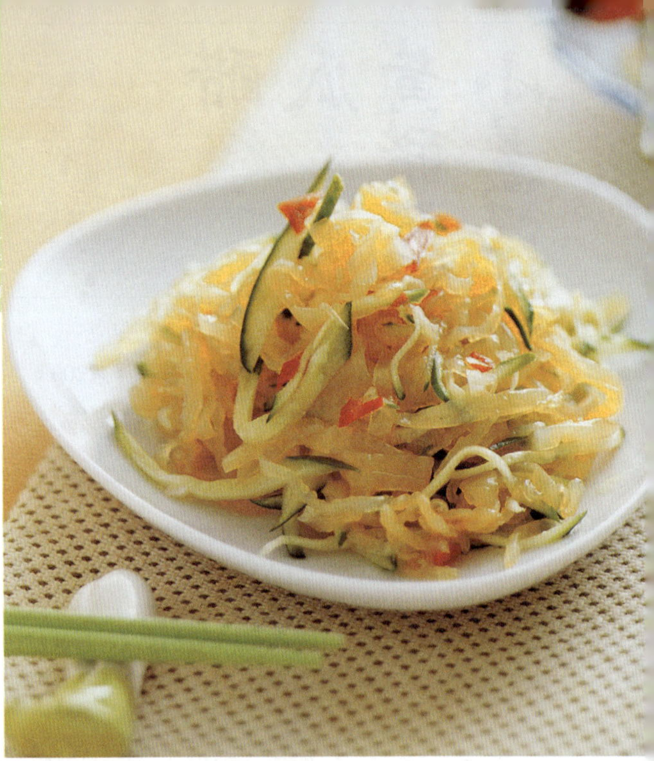

材料　海蜇皮250克、小黄瓜2条、大蒜3粒、辣椒1根

调味料　白醋2大匙、酱油1小匙、盐1/2小匙、细砂糖2小匙

做法

1. 海蜇皮洗净，放入清水中浸泡，去除盐分后沥干待用。
2. 小黄瓜洗净，切除头尾后切细丝；大蒜去皮后拍碎；辣椒洗净，去籽，切末。
3. 将处理好的海蜇皮放入事先煮滚的热水中汆烫一下，迅速捞起沥干、切丝，再加入蒜末、辣椒末、小黄瓜丝及调味料拌和均匀，随即放入冰箱冰镇一下再食用，风味更佳。

消磨食积、促进排泄、
协助内分泌代谢、抗衰老、防癌变

保健记事

※海蜇皮性平味甘咸，擅长清热化痰、消积磨食、通肠软便，可改善咳嗽痰多、痰黄稠黏、饮食积滞、宿食不消、消化不良、便秘、哮喘、脚肿等，尤其善于化痰清热、消化食积，并涤荡肠胃，有体内环保的作用。同时，海蜇可扩张血管、降低血压、防范心血管疾病。

※海蜇所含脂肪极少，又含有碘质、硒质等元素，影响内分泌的代谢功能，如甲状腺系统及男性的前列腺系统，都与此类矿物质息息相关。同时能协助人体代谢多余的脂肪，对维持体重有助益；又能防治早衰老化，预防某些癌症。

注意事项

海蜇皮凉拌，适合加醋来调味，否则容易走味。海蜇是经过食盐加明矾腌渍，料理前需以清水浸泡，将盐分及毒素充分排除后再食用。

虾仁水果沙拉

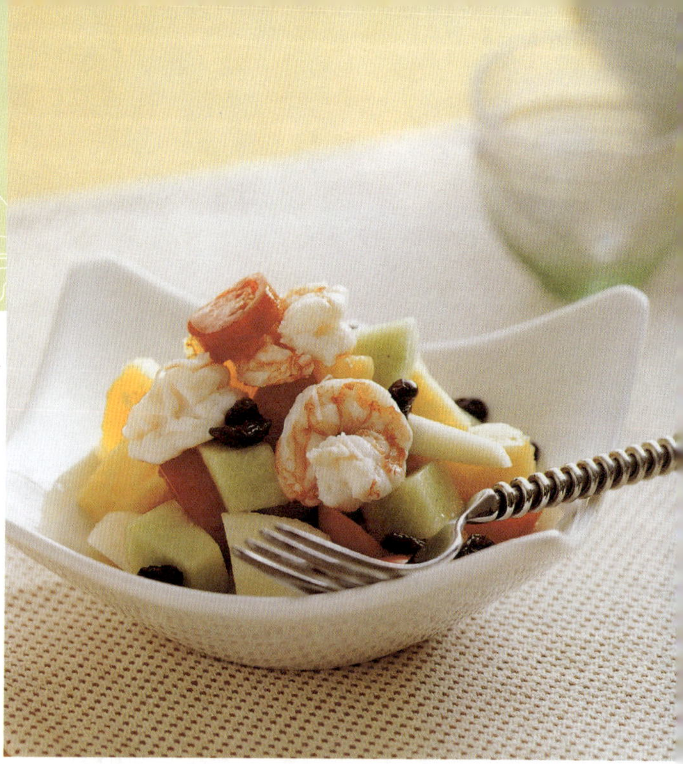

材　料 虾仁200 g、奇异果1个、凤梨1/4颗、小番茄5个、葡萄干1大匙

调味料 柳橙汁2大匙

做　法

1. 虾仁从背部划一刀口后挑去肠泥，洗净，再放入煮滚的热水中汆烫至熟，取出放凉。
2. 奇异果削去外皮，切丁；凤梨切小块；番茄去蒂后洗净，切片。
3. 将所有材料排盘，撒上葡萄干后淋上橙汁即可。

滋补阳气、促进代谢、
调补体弱肾虚、提升免疫力、
调节生理机能

保健记事

※虾子向来被认为既是美味营养品，又是滋补壮阳之妙品，其性温味甘，助益肝、肾经脉气血循环，有补肾壮阳、通乳、解毒作用，常用来辅助食疗肾阳虚弱、阳痿遗精、体虚羸弱，以及用来溃破各种疮疖，以导引出蓄脓。虾子又富含蛋白质，有益维持生命与成长、调节机体各项功能及提供人体能量。另含有硒、锌、苯丙氨酸、精氨酸等与生殖机能息息相关之营养素，不但对健康极有裨益，也有振阳道、补肾虚之功效。若要强化补腰肾效果，可选食孕有虾卵者，含高蛋白，助阳功效更佳，肾虚阳痿者可常食用。

※虾子搭配各种水果调制成沙拉，可均衡营养素的摄取，更显现滋补阳气、促进体内代谢、提升免疫功能、防范流感、增强血管壁弹性、维持上皮细胞组织健康等多重效益。

注意事项

选购虾子以身坚挺、皮色青者为新鲜品，如壳变红身变软、掉头者已不新鲜。虾子性属“发”，有疮疡、痔疮宿疾者、过敏性体质者不宜，以免症状加重。

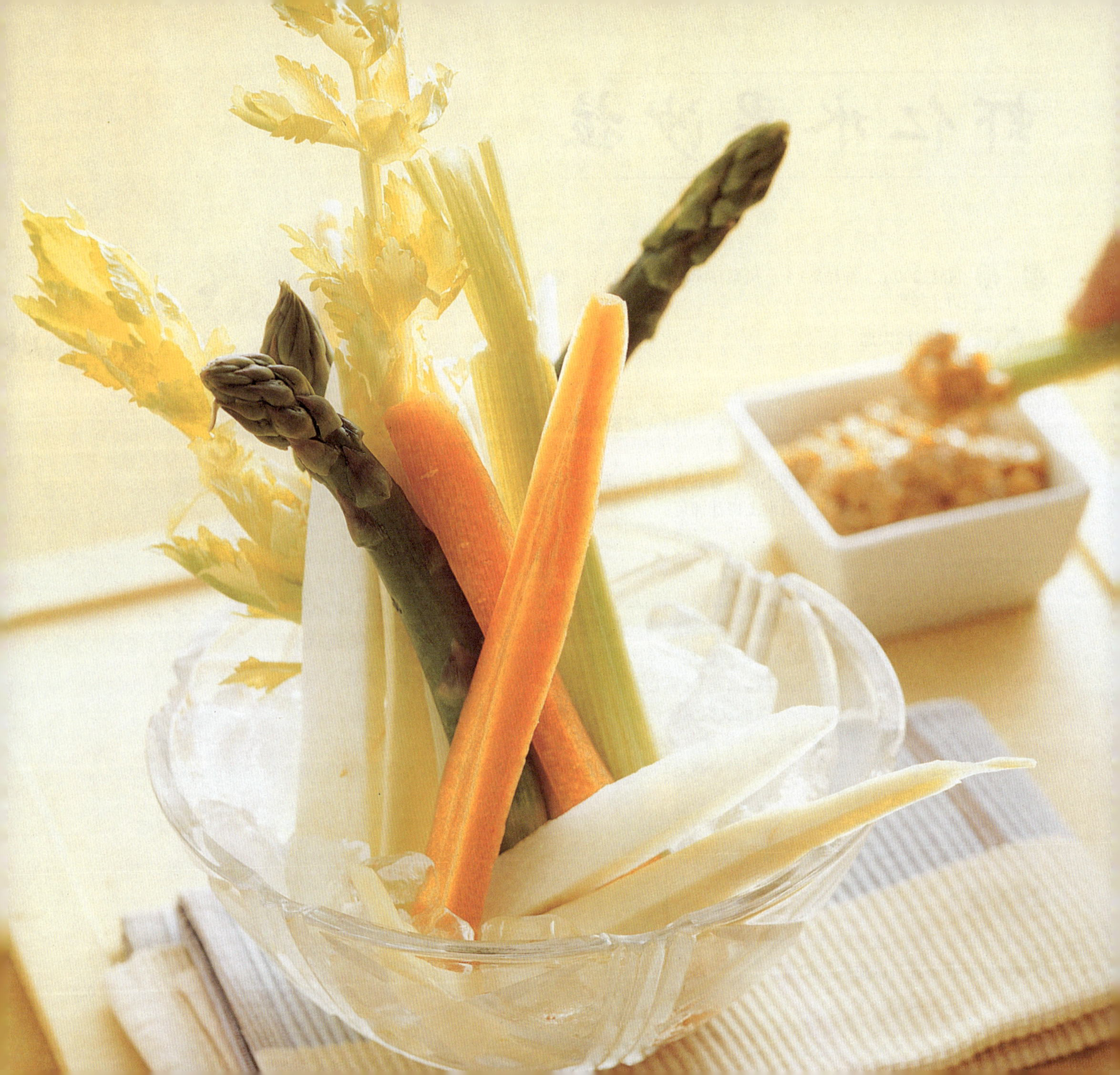

大蒜泥酱蔬菜棒

杀菌抗流感、增强精力补肾阳、抗老防衰防癌变

材　料 芦笋3支、胡萝卜1支、西洋芹菜1支、茭白笋2支、新鲜山药1段、大蒜10粒、洋葱1/5个

调味料 蛋黄酱2大匙

做　法

1. 大蒜剥去外皮后切碎，洋葱剥去外皮后切碎，将两种碎泥与蛋黄酱混合拌匀为酱汁备用。
2. 芦笋削去粗硬根部后洗净；茭白笋剥去外皮，切去粗硬头部后，切长条状，放入煮滚的热水中，煮约3分钟，捞出沥干。
3. 西洋芹菜撕去粗丝后洗净；胡萝卜削去外皮，切去头尾后洗净，切条状；山药洗净，削去外皮后切条状，再放入冰水中浸泡一下。
4. 将所有处理好的材料沥干水分，放置在碗中，以冰块冰镇，附上做法1酱汁蘸食。

保健记事

※大蒜的保健效益十分多元，而且生食、熟食都各有所长。生大蒜是天然的抗生素，含有多种生理活性成分，其药用成分大蒜素、增精素具有颇强的解毒杀菌效果，可对抗流感、消灭细菌；并可与维生素B_1结合，促进肠胃蠕动，帮助排泄，并防肠道癌变。

※大蒜是烹调中不可缺的调味品，也是养生食疗领域中的要角，可通畅五脏、宣达诸窍，可以增强精力，起壮阳之作用，并抗老防衰、减轻疲劳、抗肿瘤、增进免疫功能。

※大蒜含有锌、硒、铜、镁和锗等物质，据分析，锗在大蒜中的含量，比任何含锗的植物都高，硒的含量也较高，锗和硒都是人体抗癌不可缺少的物质，特别是对于消化道癌症。其中锗能促进血液循环、舒缓肌肉不适及代谢疲劳，促使身体机能恢复。硒则可以促进精子的产生，对于增强性能力亦颇有效果。

注意事项

不宜大量生嚼大蒜，会刺激消化道黏膜，尤其是胃壁较薄的人，可能导致胃部灼烧感，或是过敏反应。吃生大蒜后，可咀嚼几片茶叶，或喝几口菊花茶、柠檬茶，可除蒜臭，但不宜即刻喝大量热腾腾的茶，一样会刺激肠胃，产生不适感。

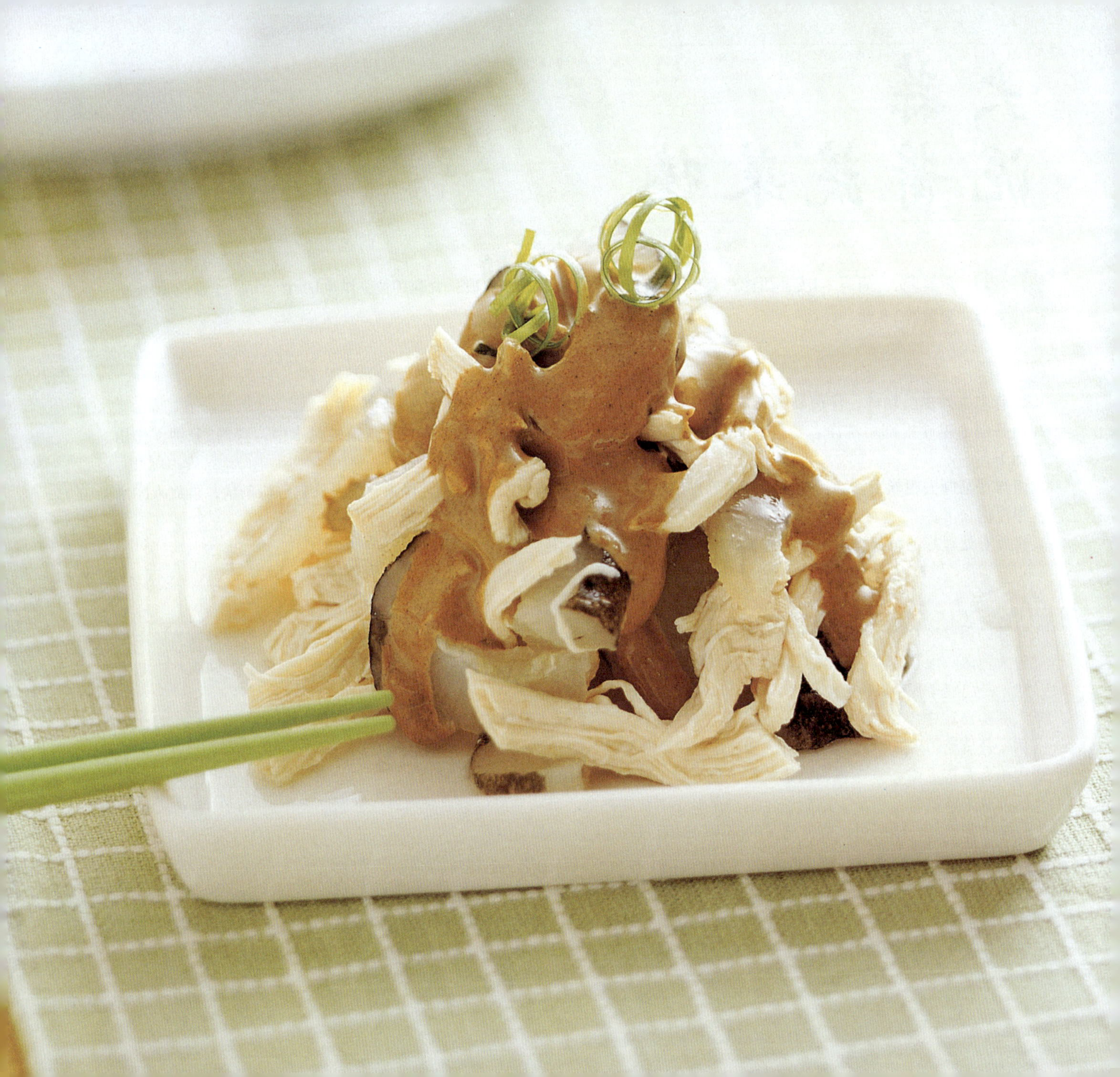

芝麻酱鸡丝海参

滋补强健、润养五脏、填益精髓、壮阳疗痿，并保护心血管、延缓衰老

材 料 鸡胸肉200 g、海参1尾

调味料 芝麻酱1大匙、酱油1小匙、白醋1小匙、细砂糖1小匙

做 法

1. 鸡胸肉洗净，放人适量的水中，先用大火煮滚后，转小火煮约20分钟，取出待凉，用手撕成条状，煮鸡胸肉的汤留下待用。
2. 海参从腹部剖开，清除肠泥后洗净，再放人煮鸡胸肉的汤汁中，煮约3分钟后取出，切成条状。
3. 所有调味料放入碗中，拌匀。
4. 将鸡胸肉丝及海参盛在盘中，淋上芝麻酱汁即可。可用葱丝点缀，增加卖相。

保健记事

※芝麻酱是人们利用最多的芝麻制品，芳香而不腻，营养非常丰富，润五脏、强筋骨、益气力的作用明显，可延缓衰老、乌黑亮丽头发，并滋润皮肤，有显著的保健养生及美容作用。

※常吃芝麻及其制品，可调补身虚体弱、头晕眼花、肾虚腰酸软；可软化血管，降低胆固醇；可保持皮肤柔嫩细致和光滑；能治便秘，排除肠内滞留毒素；改善须发早白、干枯脱落，缓和少白头；并促产后妇女泌乳；同时养血补血，补充较多的铁质、钙质，预防缺铁性贫血及骨质疏松症，是很好的滋润补养食品。

※海参性温味甘，海参补肾经、益精髓、消痰涎、壮阳疗痿，常食能补髓生血，快速恢复元气。同时，为一高蛋白低脂肪的营养滋补上品，对高血压、冠心病、肝炎等患者及老年人皆适合。搭配鸡丝拌以芝麻酱，不失为食疗佳品。

注意事项

一般人都适合食用，唯芝麻酱、海参都有润肠作用，胃寒虚弱、经常腹泻的人不宜一次大量食用。

洛神莲子甜汤

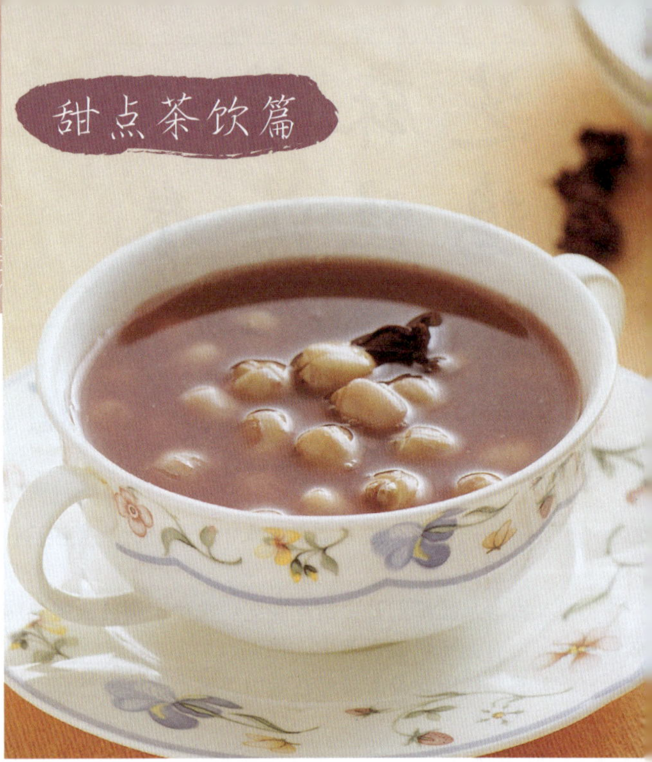

材　料　洛神花10朵、新鲜莲子200 g

调味料　冰糖2大匙

滋补养身、延缓老化、提高意志力、保护心血管、安神助睡眠

做　法

1. 莲子、洛神花分别洗净待用。
2. 莲子放入汤锅里，加入4碗水，用大火煮滚后，转小火煮约20分钟，再将洛神花放入，煮约5分钟后加入冰糖煮匀即可。

保健记事

※洛神花具有滋补强壮、益气活血、舒筋固骨作用，并能清热解忧、抗高血压、平衡体内酸碱值。因含有类黄酮素、花青素、植物性雌激素等成分，能抗老化、抑制自由基活动，有效保护心脏血管，抑制与性腺激素有关的癌症，如乳腺癌、子宫内膜癌、前列腺癌。同时，可以减轻妇女更年期不适症状，减少骨质疏松症的发生。

※洛神花搭配莲子食用，有很好的滋补作用，不但调补脾胃、滋养肾气、促进精子之形成，还活化体内某些酶素，以增进神经传导、维持规律心跳、强化肌耐力、健脑强意志，可提高学习及工作效率，也改善睡眠、安定心神。肾虚乏力、容易心神恍惚、注意力无法集中、失眠者可常食用。

注意事项

莲子收涩效果佳，腹胀胃闷、便秘者不宜多吃、常吃。

紫米核桃粥

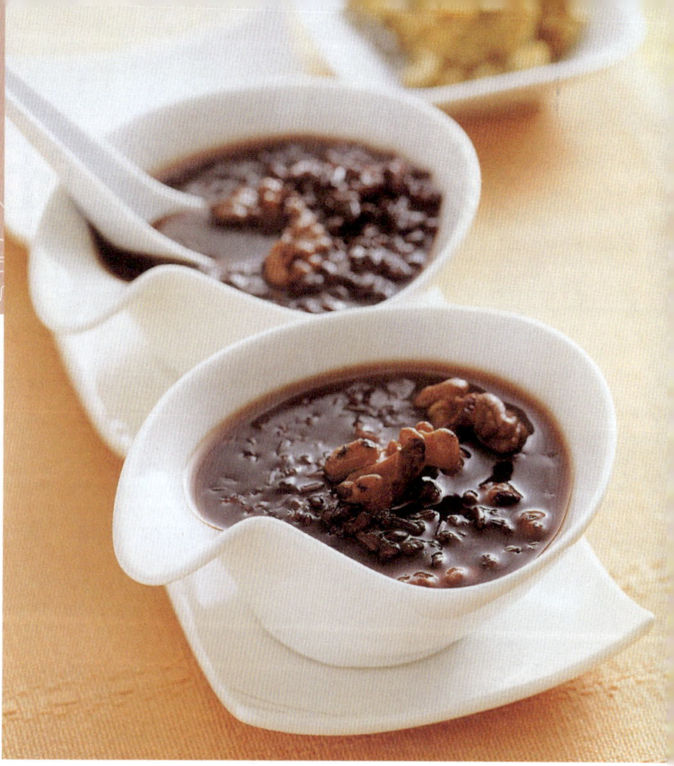

材　料　紫米200 g、核桃50 g

调味料　冰糖2大匙

做　法

紫米洗净后放入汤锅里，加入4碗水，先用大火煮滚后，转小火煮约20分钟，再加入核桃，续煮10分钟，最后加入冰糖和匀即可。

保健记事

※紫米含有比白米更丰富的锰、锌、铜等微量元素，更含有白米所没有的花青素、胡萝卜素、叶绿素等，滋补效果大，有良好的抗氧化能力，可维持血管弹性、清除坏胆固醇囤积，并抗菌灭菌、抑制各种癌细胞，能增强免疫力、延缓老化、保持青春。常食用可改善肾虚、须发早白、产后虚弱、贫血，有“补血米”之喻。但一定要烹煮熟烂，才能充分释出营养成分，且不妨碍消化。

改善肾气不足、须发早白、
血虚贫血，并健脑强志、保青春活力

※核桃又称胡桃，长久以来被认为是补肾固精、提振性活力的优质干果。它富含维生素E和维生素F，及钙、锰、磷、镁等元素，可防止细胞老化，维持青春活力；又能健脑强记忆，解除疲劳和紧张，缓和忧郁和焦虑；且可减少人体吸收胆固醇，并润肠通便促排毒素。和紫米一起煮粥，补气益血、涩精强肾，是极佳的滋补粥品。

注意事项

紫米亦属糯米类，质性较黏滞，不宜一次吃太多；消化机能较弱的老人或孩童，或是病后消化功能未完全复原者都不宜多食。

核桃松子汁

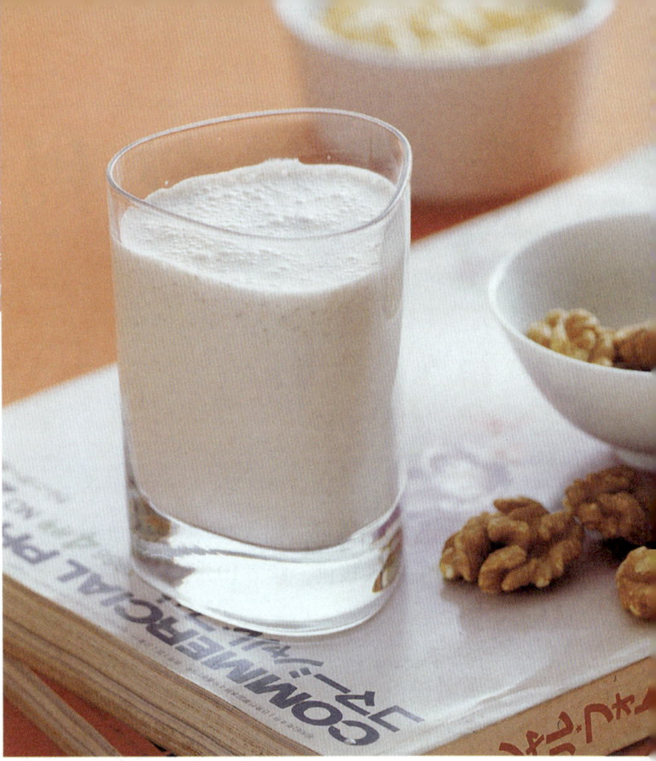

材　料　市售核桃仁2大匙、市售松子仁1大匙、鲜奶800 mL

调味料　果糖1小匙

做　法

将所有材料放入果汁机搅打均匀后倒入杯中，再加入果糖拌匀即可。

强健体能增进性活动，提升抗病力及抗压力，润肤乌发延缓老化

保健记事

※核桃性温味甘，能润肺补肾、益胃健脾、养血活血，可乌黑须发、通利小便、通畅血脉、润燥滑肠、健脑补脑、止咳化痰、净化血液，是很平和的强壮食疗品，改善一切虚弱、腰腿疼痛、食欲不振、肠燥便秘等。

※核桃和松子都能提高大脑功能、增强胃肠机能、促进消化和血液循环，可松弛大脑和神经系统的紧张状态，可快速消除疲劳、降血脂和胆固醇以防动脉硬化，并能润燥滑肠，排除便秘之苦。同时都具有良好润肤美颜、乌发润发效果，可少生皱纹少白发，延缓老化。

※常喝核桃松子汁能强健体能、提升抗病力及抗压力。

注意事项

便稀溏、腹泻、痰火积热者不宜。另外，此品较富油脂，胆功能障碍或已切除者，不宜多食；进行体重控制者亦当限制食用量。

牛奶黑芝麻汁

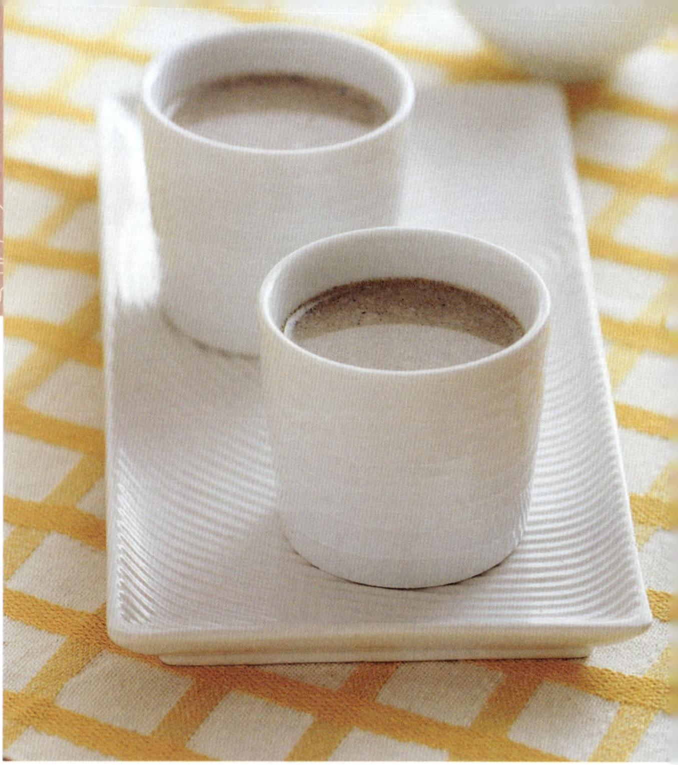

材　料　鲜奶500 mL、黑芝麻粉2大匙

调味料　细砂糖2小匙

做　法

鲜奶倒入汤锅中用小火煮开后，加入黑芝麻粉和匀，再加入细砂糖煮匀即可。

保健记事

※芝麻是强壮滋养食物，尤其黑芝麻，补养食疗效益更明显，能补中益气、滋养五脏、强健筋骨、润滑肠胃，对肾元气之蓄养大有助益。又富含B族维生素、维生素E与镁、钾、锌及多种微量矿物质，可谓是超级抗氧化营养食物，能积极保护细胞膜，不但护肤美肤，滋润皮肤胶原纤维和弹力纤维，减少皮肤感染发炎、过敏，更重要的保健意义是能减低罹患癌症的危险。

※黑芝麻搭配富含蛋白质、钙、磷、钾、镁等营养物质的牛奶，充分发挥补虚强身、滋润肺肾、润肠通便、美白养颜、抗老防衰的效果；并能防治骨质疏松、减少罹患癌症、文明病，亦助睡眠、缓和紧张情绪、抗忧郁焦躁及烦扰不安。

滋养肾元气、减低罹患癌症的几率、预防骨质疏松症、抗忧郁焦虑

注意事项

老少皆宜，孕妇、儿童、银发族、第二性发育期都适合常饮用。但严重腹泻、容易胀气、消化不良者慎食。

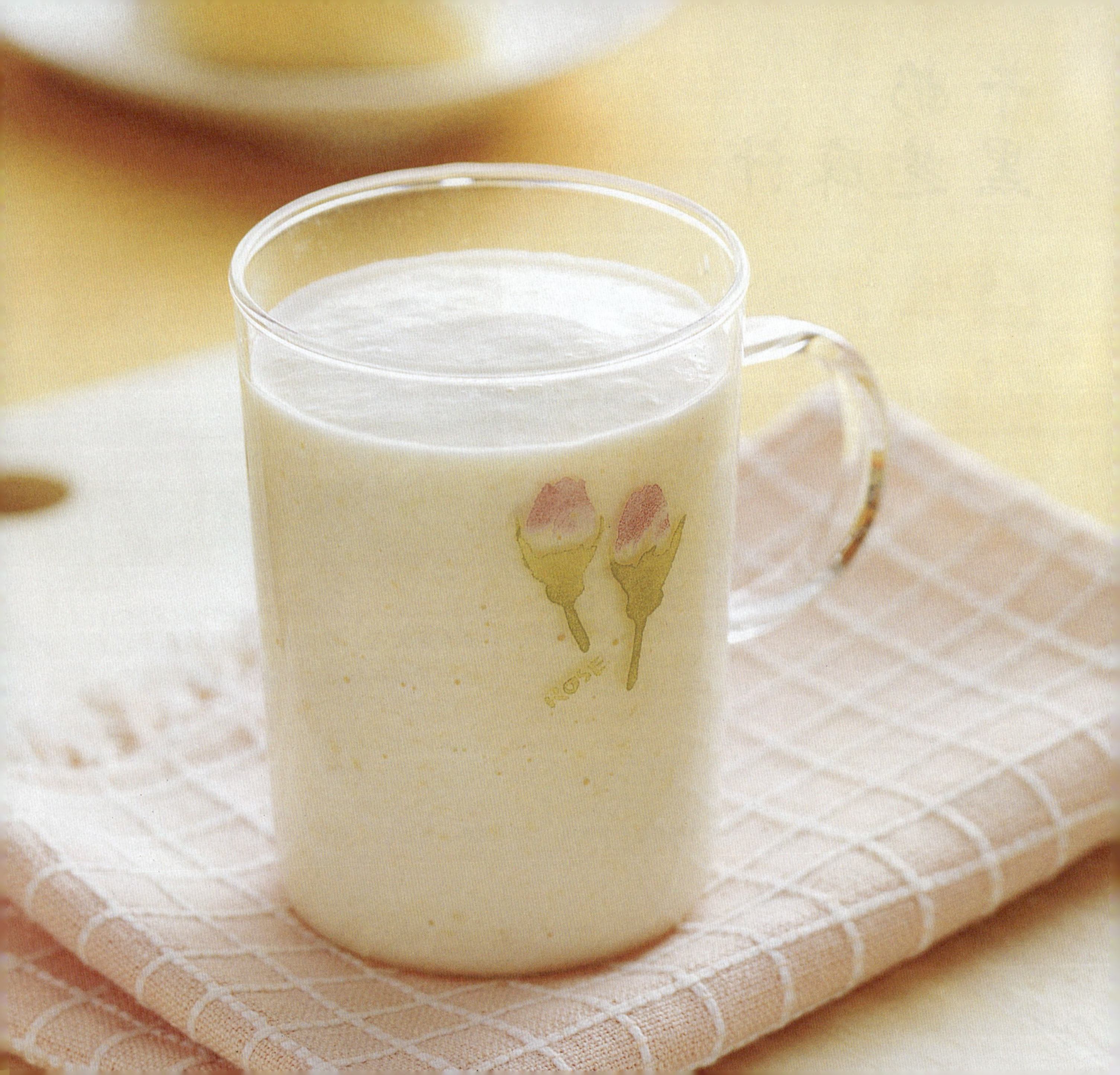
ROSE

榴莲牛奶汁

滋阴壮阳、补虚强身、
调补虚弱体力不足、改善营养状态

材　料　榴莲300 g、鲜奶500 mL

做　法

将榴莲去皮、去核，取果肉，放入果汁机里，倒入牛奶，搅打均匀后倒入杯中，趁鲜饮用。

保健记事

※榴莲属热性食物，其营养价值高，能提供身体大量能源和多种营养成分，蛋白质、脂肪、碳水化合物、维生素、矿物质都不缺席，因还含有较多的锌质，除能温中暖胃之外，滋阴壮阳的作用甚为明显，体弱肾虚、阳气不足、性冷感无妨多食用。

※榴莲含有丰富的维生素A及维生素C，可美白、抗氧化、保护肠胃道和维护视力，但是热量与钾含量都高，糖尿病、肾脏病患者及肥胖者应限制摄食量，血压高、心律不齐的人也不宜过食。热性体质的人，也应适量食用，否则易致青春痘、便秘、口干舌燥、睡不安稳，口臭严重、痔疮、长眼屎、口唇疮疡者亦不宜，以免变得更严重。

※消化机能减低、肠胃蠕动速度慢的人，要少吃甚至不吃，因榴莲中的糖分、油脂和蛋白质，在消化的过程中，容易发酵产生气体，蛋白质更会产生氨气，造成腹胀肠气，以致打饱嗝及排放之气体都会有异味，要待完全消化完毕才会消除。

注意事项

热性体质的人不宜。体弱虚寒者可以此品为营养补给品，产后亦适合吃榴莲，但不要搭配牛奶，以免胀气。

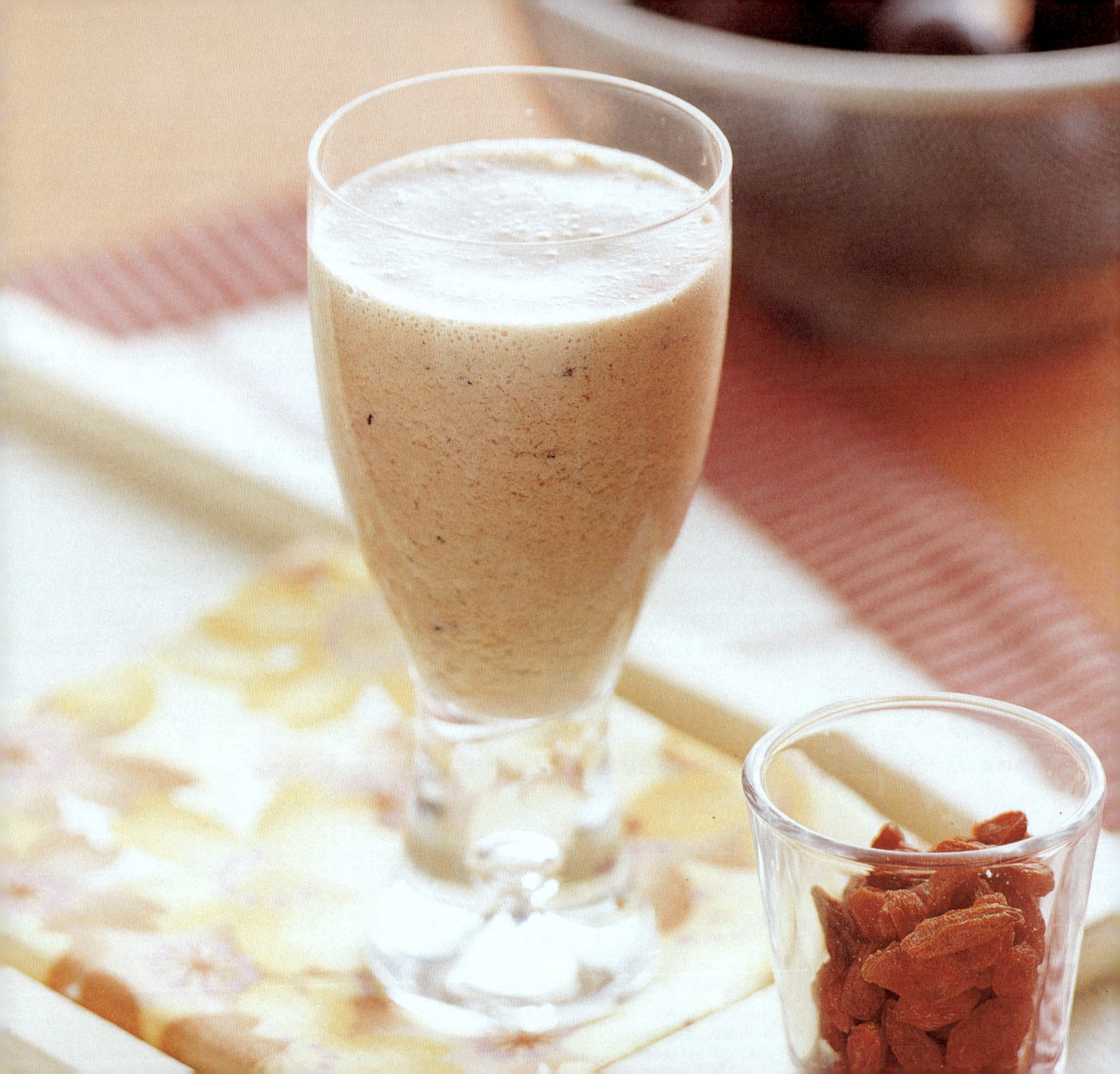

葡萄枸杞牛奶汁

滋补肝肾、强精益血，并预防早衰、调降血压、减轻疲劳

材　料　葡萄100 g、枸杞5 g、鲜奶500 mL

做　法

1. 葡萄不去皮，整粒洗净。
2. 枸杞用2大匙热水泡软。
3. 将所有材料放入果汁机里搅打均匀，倒入杯中，趁鲜食用。

保健记事

※枸杞子味甘性平，能滋补肝肾、补益亏损、明目聪耳，可用以调补肾元气、增进肌力、强健筋骨，改善腰酸尻冷、膝脚无力、房劳虚损、耳鸣晕眩、眼视昏暗、体力不支、脑力衰退等现象。

※葡萄有滋肝肾、健脾胃、补气血作用，能生津止渴、强健筋骨、通利小便，改善水肿、虚弱；且其主要成分葡萄糖，能很快被人体吸收，即时缓解低血糖现象，并降低胆固醇、预防血栓；葡萄还是强力抗氧化剂，所含类黄酮成分能清除自由基，延缓早衰老化的速度。

※枸杞子加葡萄调制奶汁，滋补作用更加强，可调理肝肾阴虚，改善遗精早泄、头晕目眩、筋骨软弱，并促进血液循环，预防脂肪肝、骨质疏松等，水肿、贫血、神经衰弱、高血压、高血脂、容易疲劳者都适合多饮用。

注意事项

以新鲜葡萄榨汁，尽量不要去皮，很多营养成分是存于皮中。

葡萄枸杞牛奶汁

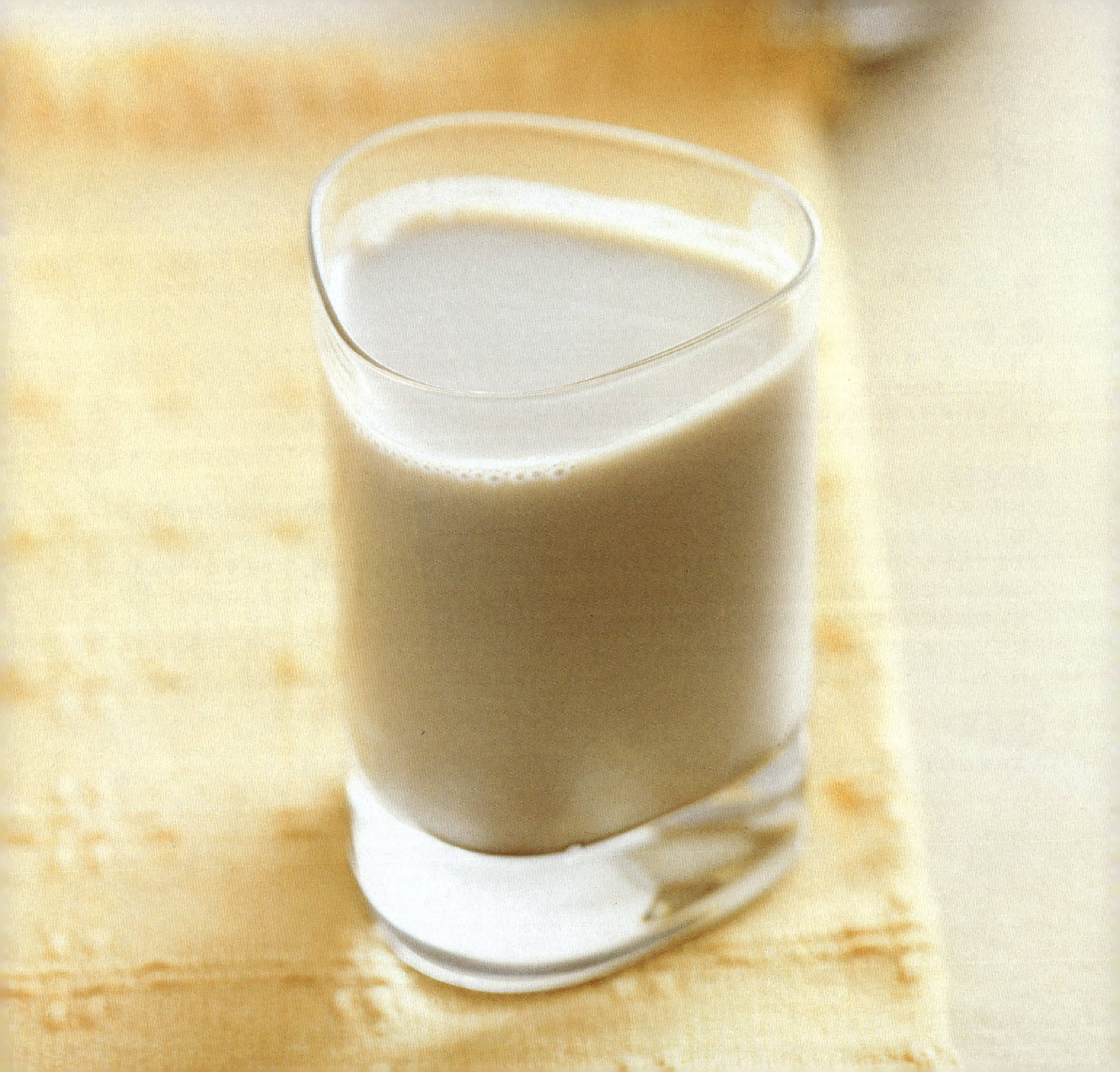

荞麦豆浆

消磨宿食、厚实肠道、保护心血管、调节免疫功能、协助控制体重

材　料　荞麦粉2大匙、豆浆500 mL

调味料　蜂蜜1小匙

做　法

豆浆倒入锅中，用小火加热，再加入荞麦粉和匀后倒入杯里，淋上蜂蜜即可。食用时，拌匀。

保健记事

※荞麦性平味甘，健脾益气、消积开胃、提续精神，能厚肠道、通肠气、消磨食积、帮助消化，并清热消风湿肿痛。含有强力抗氧化物维生素P，可以降血脂、增强血管弹性、防止血液凝结，并帮助睡眠、减降压力。还含钾、镁、钙、铁等多种元素，能调节心肌活动、降低胆固醇，预防动脉硬化、中风；并镇静神经系统、调节免疫功能。

※日本人对荞麦料理可说是发挥到极致，荞麦制品琳琅满目，因为荞麦确实是良好的食物性药用植物，富含高蛋白质且不含筋性，颇适合减肥者食用；是所有谷类淀粉中最容易糖化的，人体很容易消化吸收，即使糖尿病及肠胃病患者都适宜；也是体内环保战士，所含可溶性纤维量极高，可促进肠胃蠕动及消化，彻底清除肠胃内积滞。

※荞麦搭配豆浆食用不但补强前述效益，并能调理妇女更年期，缓和热潮红、虚汗盗汗、焦躁忧虑、食少、失眠等现象。

注意事项

荞麦是优质食品，但仍以适量为宜，无论是荞麦面、荞麦豆浆一次都不要吃太多，尤其是脾胃虚寒、习惯性腹泻的人更应谨慎食用。

西瓜汁

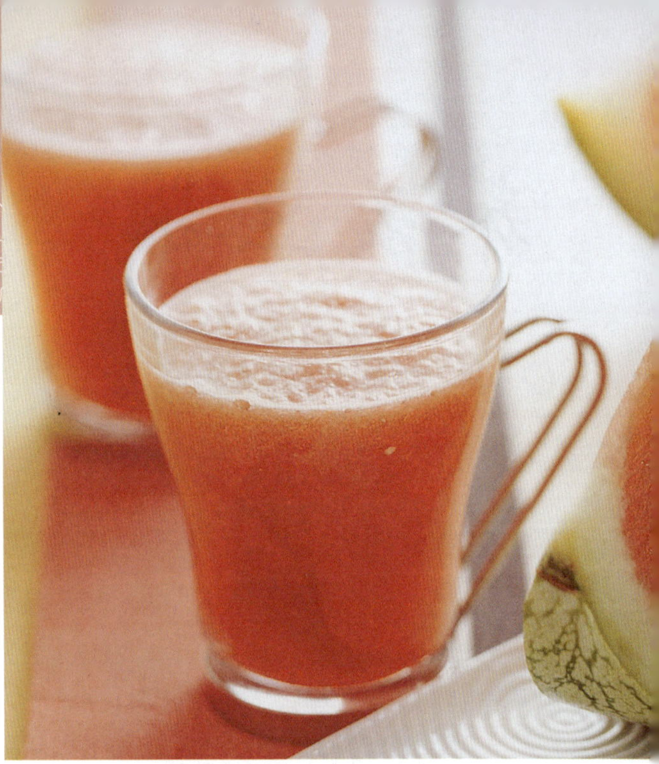

材　料　西瓜200 g

调味料　盐1/4小匙

做　法

西瓜削去皮，留红肉，剔去籽后放入果汁机里，加入凉开水300 mL及盐一起搅打均匀，倒入杯中，趁鲜饮用。

保健记事

※西瓜清凉止渴、利尿解热、消暑除烦，堪称“寒瓜”，可解身体热毒和烦躁，有“天生白虎汤”之喻，最擅长消解急性热病发烧、大渴不止、焦躁不安之症状。

※西瓜一身都是宝，在缓和肾炎方面也有一定效益，所含糖分和盐分能利尿、消炎，减轻肾脏炎症；同时也有降低血压的作用。由于西瓜利尿作用明显，吃西瓜后较快速有尿意，随着排尿可减少胆色素含量、改善黄疸现象。

※西瓜还是美容圣品，无论切块、榨汁，甚至称翠衣的西瓜皮，都有极佳的美容效果，有增强肌肤细胞保湿能力，减少皱纹，增加弹性及美白作用。

利尿消肿消炎，减轻肾脏炎症，

并清心解渴、美容养颜

注意事项

一般人皆宜，尤其在盛夏，但不要一次太大量，否则易致消化不良；俗谚说：“呷西瓜半暝反证”，避免于夜晚吃西瓜，以免肠胃不适。肾炎、发烧、心气浮躁之际更适合适量食用。而病后恢复期、肠胃虚寒、体弱多病、消化不良的人，以及腹泻时都不宜食用。

玉米须汁

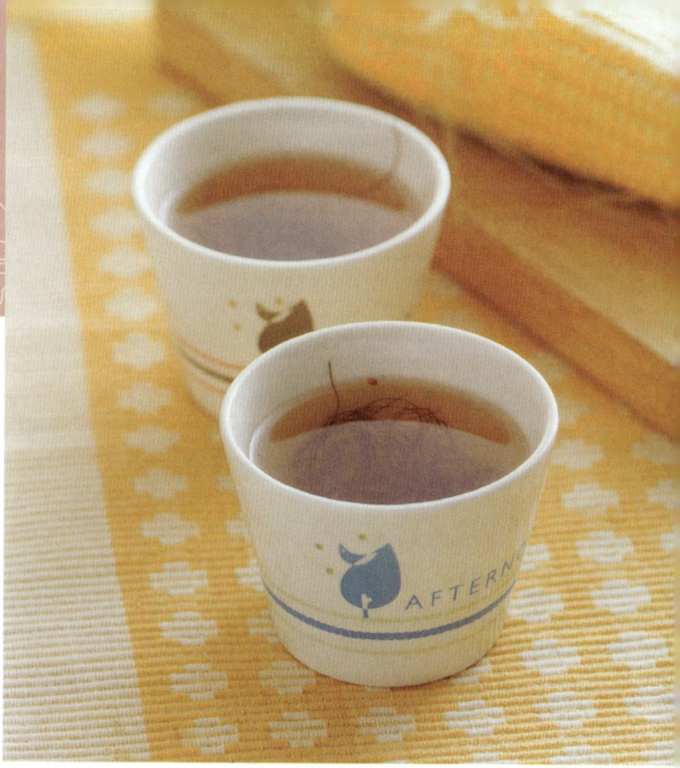

材　料　玉米须50 g

做　法

玉米须用清水快速冲净后放入锅里，加3碗水，用大火煮滚后，转小火煮约15分钟，去渣留汁即可。

保健记事

※玉米须是玉蜀黍的花柱，其味甘性平，有利水消肿、利胆退黄疸、降血压血脂、退烧解热、止血止泻、帮助消化的效果，煮茶饮用能缓解水肿性病状，如肾炎水肿、水肿性脚气，亦能减轻黄疸、胆囊炎、高血压、糖尿病、感冒发热及排便困难。

※玉米须煮茶还能疏通乳腺分泌，改善哺乳妇女乳结、乳胀、乳汁不通、红肿疼痛、畏寒发热的情形；也能止流鼻血，以及减轻月经血崩。

缓解水肿性病状，调节血压血糖，止流鼻血及减痛乳结乳胀

注意事项

玉米须生用、干用皆宜；煮茶前需洗净杂质，若干品有霉变的部分要除掉不用。

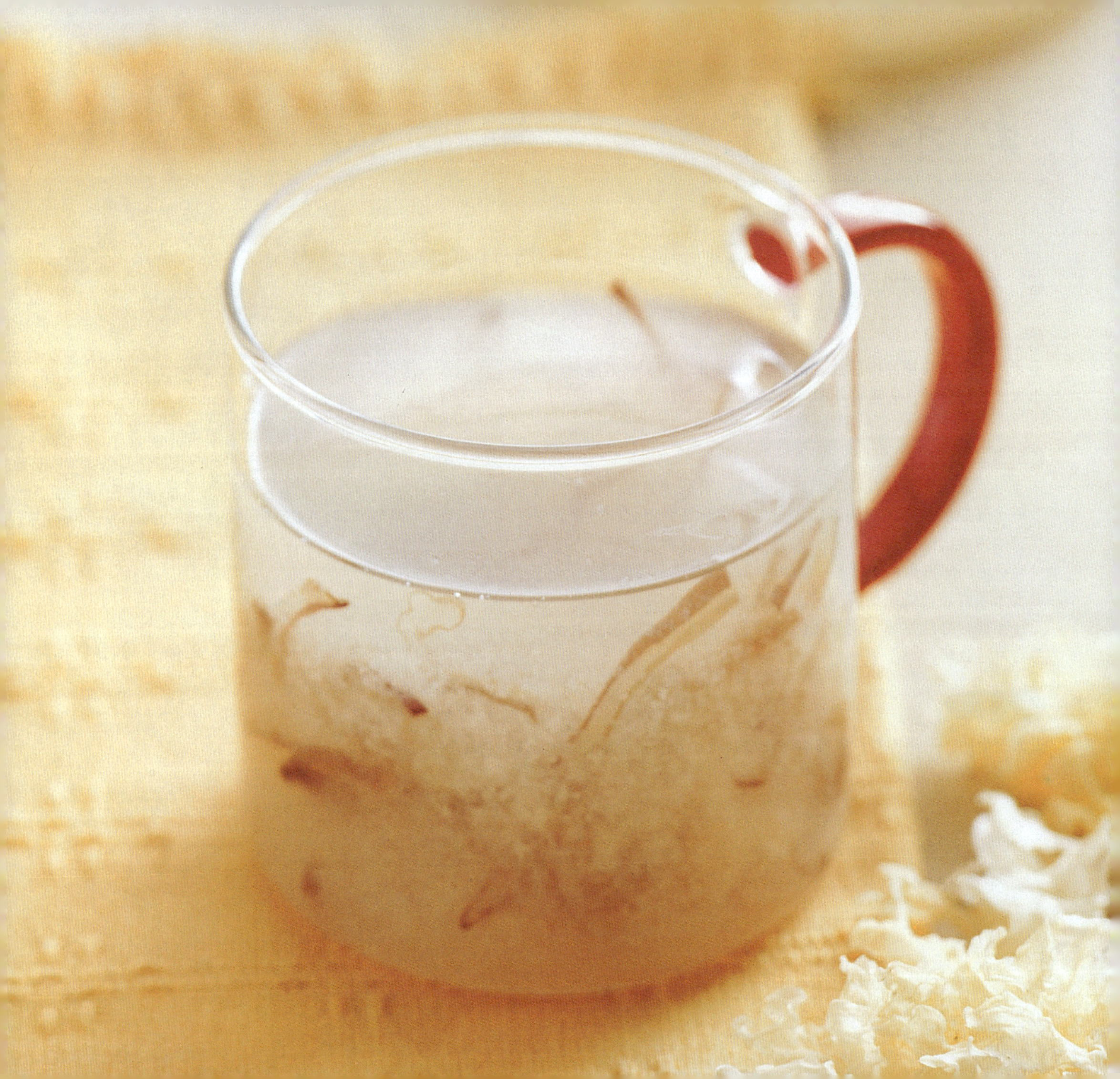

双耳蜂蜜茶

提高肝脏解毒功能、活血养血驻容颜、促进肠胃蠕动消食积

材　料　银耳10 g、黑木耳1朵

调味料　蜂蜜2小匙

做　法

1. 银耳用清水浸泡至发涨后，切去粗硬头部，用清水洗净备用。
2. 黑木耳洗净，切小块。
3. 将处理好的黑、银耳放入汤锅里，加3碗水，先用大火煮滚后，转小火煮约15分钟，再倒入果汁机搅打均匀，再倒回锅中，用小火煮滚后倒入杯里，最后加入蜂蜜拌匀即可饮用。

保健记事

※银耳富含天然植物性胶质，能滋阴养肝、提高解毒率，并能增强机体抗老、抗肿瘤的作用，提高对化疗、放射治疗的耐受力，缓和其不舒服的反应。同时还能清热润燥、补脑助眠、开胃益脾，是肾虚但火旺、无法接受鹿茸、人参等温补的人最适宜的平补良品。又因富含膳食纤维，除补强通肠排毒效果之外，并减少对脂肪的摄取，能瘦身减重、润泽肌肤、加强皮肤细胞锁水功能，是养颜美容良品，有植物性燕窝之美誉。

※黑木耳含有极丰的铁质，能防治缺铁性贫血，使人容光焕发、神采奕奕。又有清涤肠胃效果，防范肾结石、胆结石的发生；也能清血活血、降血脂抗凝血，预防血栓，保护心血管健康。黑木耳亦能提高免疫功能，具抗肿瘤作用。

※黑木耳、银耳配伍，并加蜂蜜调味，是为平日家常滋补佳品，无论对脏腑循环、对消化排泄机制，以及机体抗癌活性、抗老化养颜美容都具有良好效果。

注意事项

黑木耳抗凝血，若出血性疾病不宜食用，孕妇也不宜多吃，尤其是有胎漏出血现象者更应忌食。双耳又都润肠清肠，长期腹泻的人不宜。

菊花枸杞茶

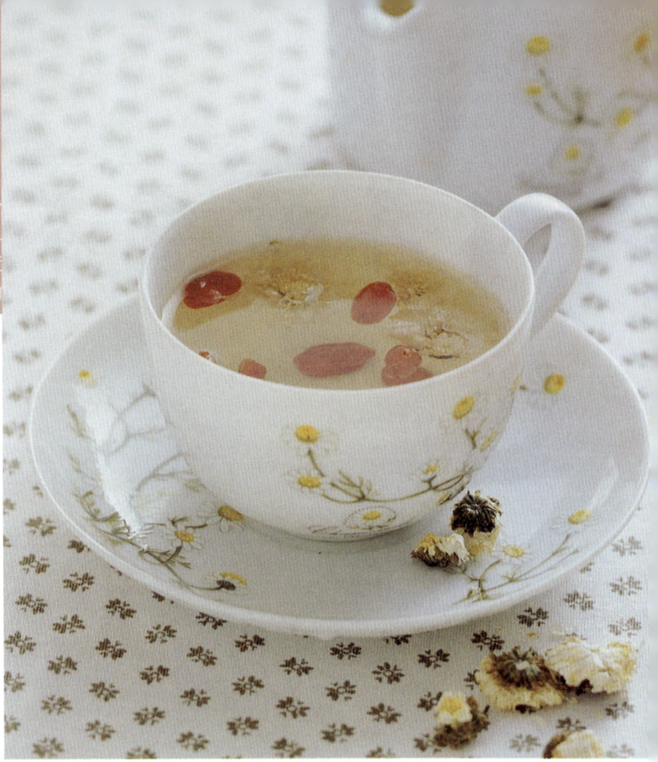

材 料　菊花6朵、枸杞10粒

做 法

将菊花、枸杞放入茶壶中，倒入滚热的开水，焖约3分钟，菊花香味出来即可。

保健记事

※枸杞，据神农百草经记载："久服坚筋骨，轻身不老"，可见枸杞自古就是被肯定的强壮药，能滋补肝肾、强腰固膝、益精明目，改善腰膝酸软、精力衰退、头晕目眩、眼涩多泪、视力减退等症状；并抗老防衰、提升免疫功能。

※菊花性微寒味甘中带苦，能顺肝明目、祛风散热、消炎解毒、调降血压，改善肝火升旺导致之血压偏高，或是长期用眼过度的疲劳；亦能缓解因风寒、湿气引起的肢体疼痛、四肢麻木之情况。

※菊花、枸杞之配合，极适合肾虚火旺、肝虚目眩、视物不清、两眼昏花、眼睛干涩及夜盲症、黄斑部病变者饮用，有效消除眼睛疲劳、阻止视力再衰退，并强精力、消肾虚火、清肝火、调降血压。

去肝火肾火，补益精力，
维护视神经，并调节血压、抗老防衰

注意事项

一般人都适合，但可视个人体质体况调配菊花、枸杞的比例，虚火旺者，以菊花为君，加重比例以去火；虚弱无力、精神委靡者则以枸杞为君。质况均衡者则取相同比例。

珍珠枸杞茶

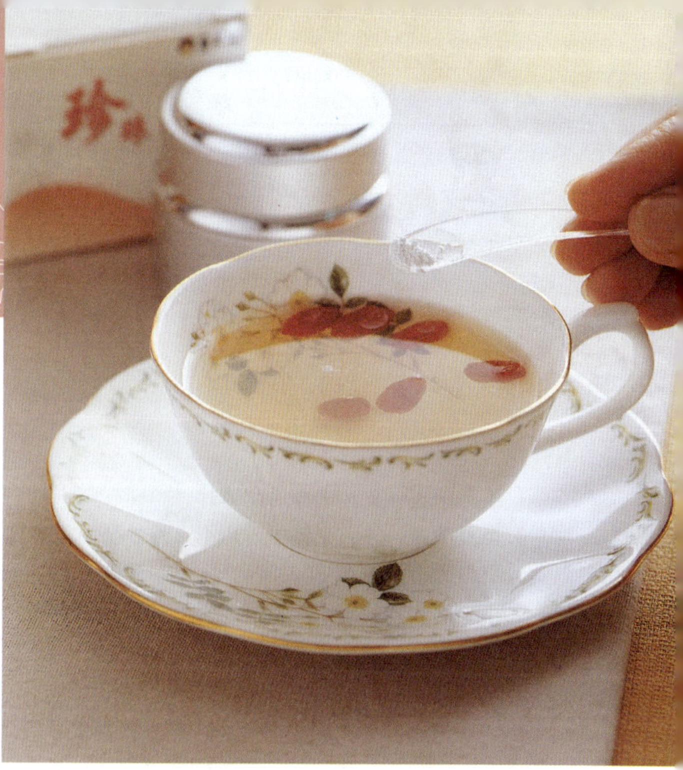

材　料 枸杞10粒、珍珠粉1/4小匙

做　法

将枸杞放入杯中，倒入滚热的开水，焖约1分钟，待枸杞膨胀时，再加入珍珠粉，即可当茶饮用。

保健记事

※珍珠自古即是皇宫贵族的后妃名媛专用的养颜美容圣品，内服外用皆适宜。含丰富的珍珠蛋白、多种氨基酸及磷、钙等元素，能促进新陈代谢、调节生理机制，并阻止体内自由基的活化，延缓细胞老化速度，能添姿色美容颜；并可预防骨质疏松、缓和更年期不适，也能提升睡眠品质、抗肿瘤、强视力。

※枸杞因其色红属火，入心养肾、生精助阳、滋补虚劳、祛风明目、强筋活骨，是滋补养生食疗常用良品，借重其滋补效益及天然甘甜味，无论入菜入药，运用十分广泛，效益备受肯定。枸杞含有甜菜碱、多种不饱和脂肪酸、多种维生素、胡萝卜素及钙、磷、铁等元素。枸杞甜菜碱能保肝、抗脂肪肝。枸杞子还能使机体T淋巴细胞增加，增强免疫功能，有延缓衰弱、抗老化，同时有降血压、降血糖的功效。

※枸杞加珍珠粉无异是画龙点睛，让您青春永驻、活力源源不绝。

延缓老化、提振活力、
增进抵抗力、维护视神经

注意事项

老少皆宜，女性增美、男性强身、孩童助长、老人延寿。

黑豆牛蒡茶

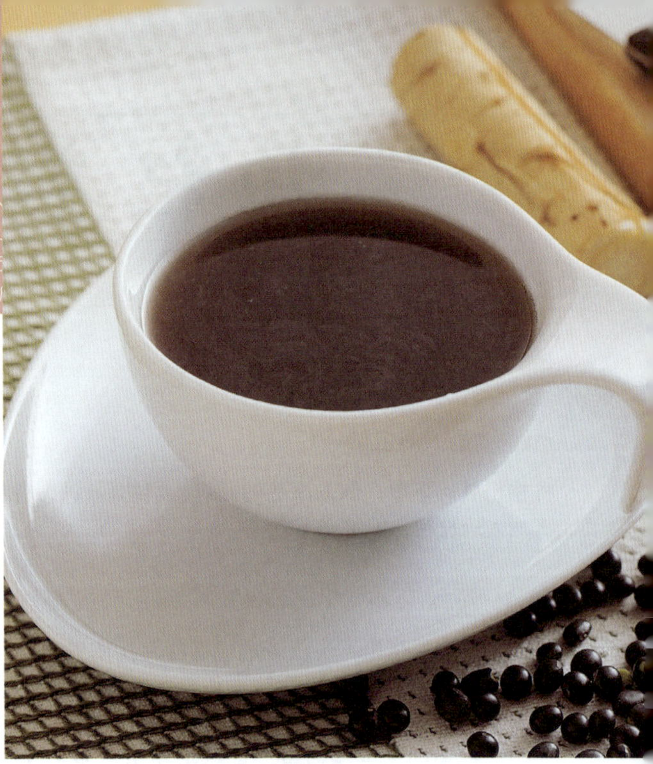

材　料　黑豆50 g、牛蒡50 g

做　法

1. 牛蒡削去外皮，洗净后切薄片。
2. 黑豆洗净，放入干锅中，用小火慢炒至黑豆表面微微裂开。
3. 将处理好的材料放入汤锅里，加4碗水，用大火煮滚后，转小火煮约25分钟，去渣留汁当茶饮用。

降低更年期不适、调整性功能低下、防治肿瘤、促进成长

保健记事

※“逢黑必补”之说，黑豆也不例外，且以补肾为首，因五色入五脏，青、赤、黄、白、黑各有补益，黑色入肾养肾气，对早年白发、遗精、受孕困难、性冷感、头晕眼花、耳鸣耳聋、腰酸背痛、腰尻酸冷等肾虚症状，有辅助调节作用。同时黑豆还含更丰富的蛋白质、铁质、大豆异黄酮素等，对保持脑机能、维护心血管、维持内分泌均衡都有一定助益，并降低更年期之不适现象、预防某些癌症，也能预防骨质疏松症。

※牛蒡有疏散风热、消肿解毒、提高性功能等食疗效益。是植物纤维含量最多的根菜，可活泼肠道乳酸菌，彻底解决便秘之苦；所含牛蒡酚，有较强的抗癌活性。经常食用可预防癌症肿瘤、防治动脉硬化、整肠通便、调整性功能低下，并促进生长、改善肥胖。此外，牛蒡还有降血压、血脂，缓和糖尿病、风湿病的效果。

注意事项

一般人都适合食用。

玄米黑豆抹茶

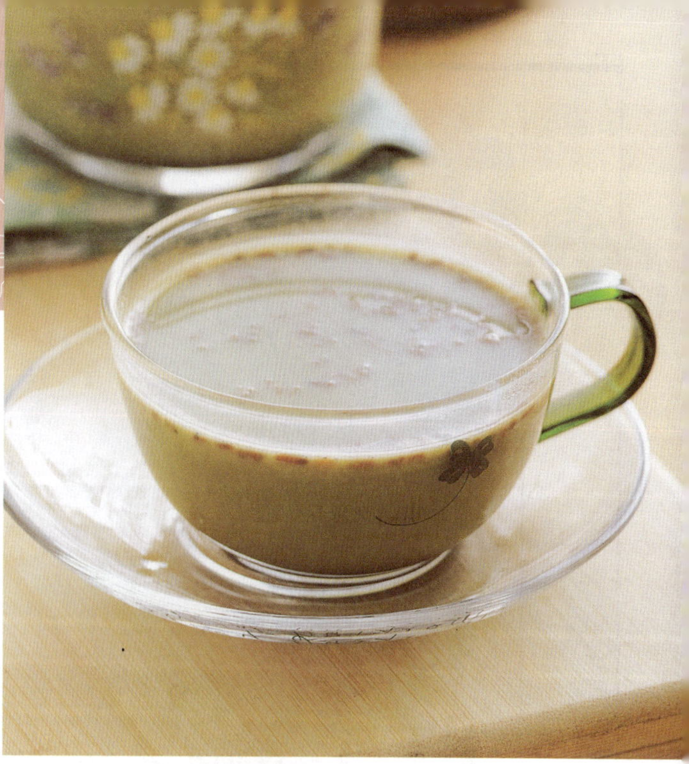

材　料　玄米黑豆抹茶粉2大匙

做　法

将玄米黑豆抹茶粉放入小茶壶中，倒入滚热开水冲泡，用汤匙和匀即可。

保健记事

※玄米即大家耳熟能详的“糙米”，是未将米糠和胚芽磨除的非精制米，其性味甘平，有补中益气、益精强志、谐和五脏之功效，多食令人精力充沛、耳聪目明、血脉通畅、身强脸色佳。并能提神醒脑、放松心情、清爽口气。玄米含有极丰富的B族维生素和维生素E、食物纤维、矿物质，使人体营养均衡、新陈代谢功能正常、调降血压和帮助血液循环，又促进肠道蠕动，加速排除体内毒素及多余的脂肪。

※玄米搭配有补肾作用的黑豆煮茶喝饮，可滋补调养肾元气，能活血养血、利尿消水肿、乌黑头发、缓和筋骨酸痛，并防止钙质流失、防止骨质疏松及退化性关节炎。

滋补调养肾元气，并提神醒脑、利尿消肿、调节血压、促排毒素

注意事项

一般人都适合，无特殊禁忌。

【药膳篇】

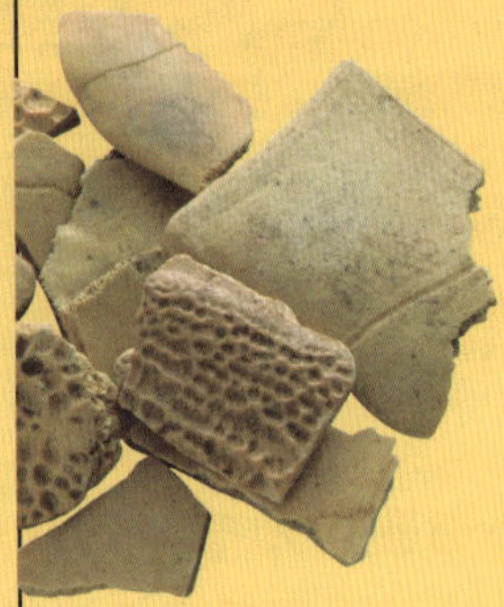

补肾的药膳一向被国人所重视，因为肾脏为先天之本，是人种传续与否的关键所在。所谓命门之火系于肾气之兴衰，肾气足则精力旺盛，生命之火得以绵延不断；反之，肾虚元气弱，不但生活品质低落、闺房不得其乐、阴阳无以谐致，且容易挫折丧志、失去自信、虚空无神、心力不逮，更别企望能赚大钱。

是以要增进生命活力、要提高生活品质、要精神与物质皆大丰收，首先就是要肾好。换言之，“养肾固精”是终其一生都值得投资的保健工作，也是您我的终生志业。

在本书药膳篇里，分补汤、药饮、药酒等不同单元，提供多元的补肾养肾食疗方，将实用且功效强的重要补肾振阳药物，做一整合性的配伍，将可以匡扶正气、调理体虚、充盈肾精的食疗膳生活化、家庭化，让您在自家厨房即能达成维护肾脏健康、营造幸福人生的目的。

补肾壮阳的药物，如鹿茸、冬虫夏草、巴戟天、肉苁蓉、淫羊藿、杜仲、沙苑蒺藜、菟丝子、车前子、补骨脂(破故纸)、锁阳、胡桃、蛤蚧、海龙、海马等，以及搭配补强效益补气补血药材食材，如人参、党参、山药、红枣、何首乌、枸杞子、熟地、当归、黄芪、龟鹿二仙胶、黄精、桑寄生、复盆子、茺蔚子、五味子、桑螵蛸、鳖甲、龟板等等，在本篇充分结合其温补肾阳、疏理肝气、健固脾胃、通利膀胱等效益，舍弃过往补药的僵化印象，以合乎人性，合乎大众日常饮食口味为前提，提供您十分周延的食疗补养方，根据文中所述之保健记事，选择适合家人食用的膳食，相信只要一段时日，您即能感受到这些养生食疗膳带来的莫大好处。

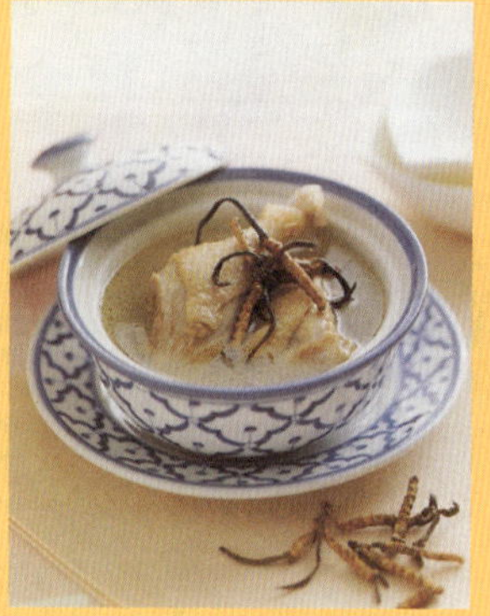

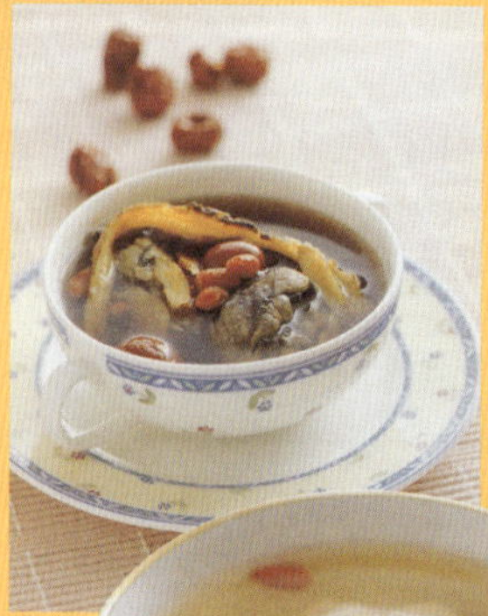

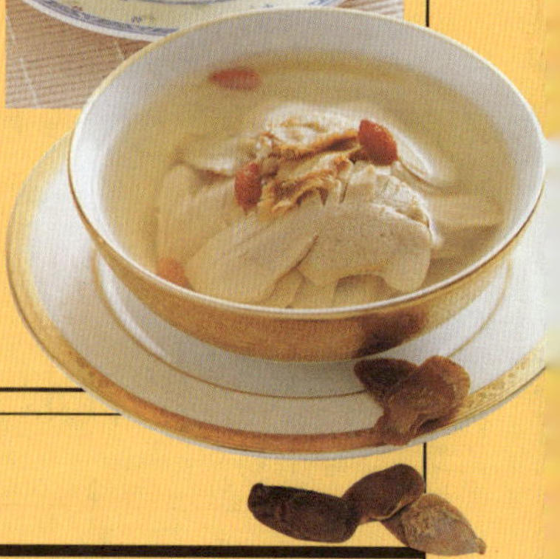

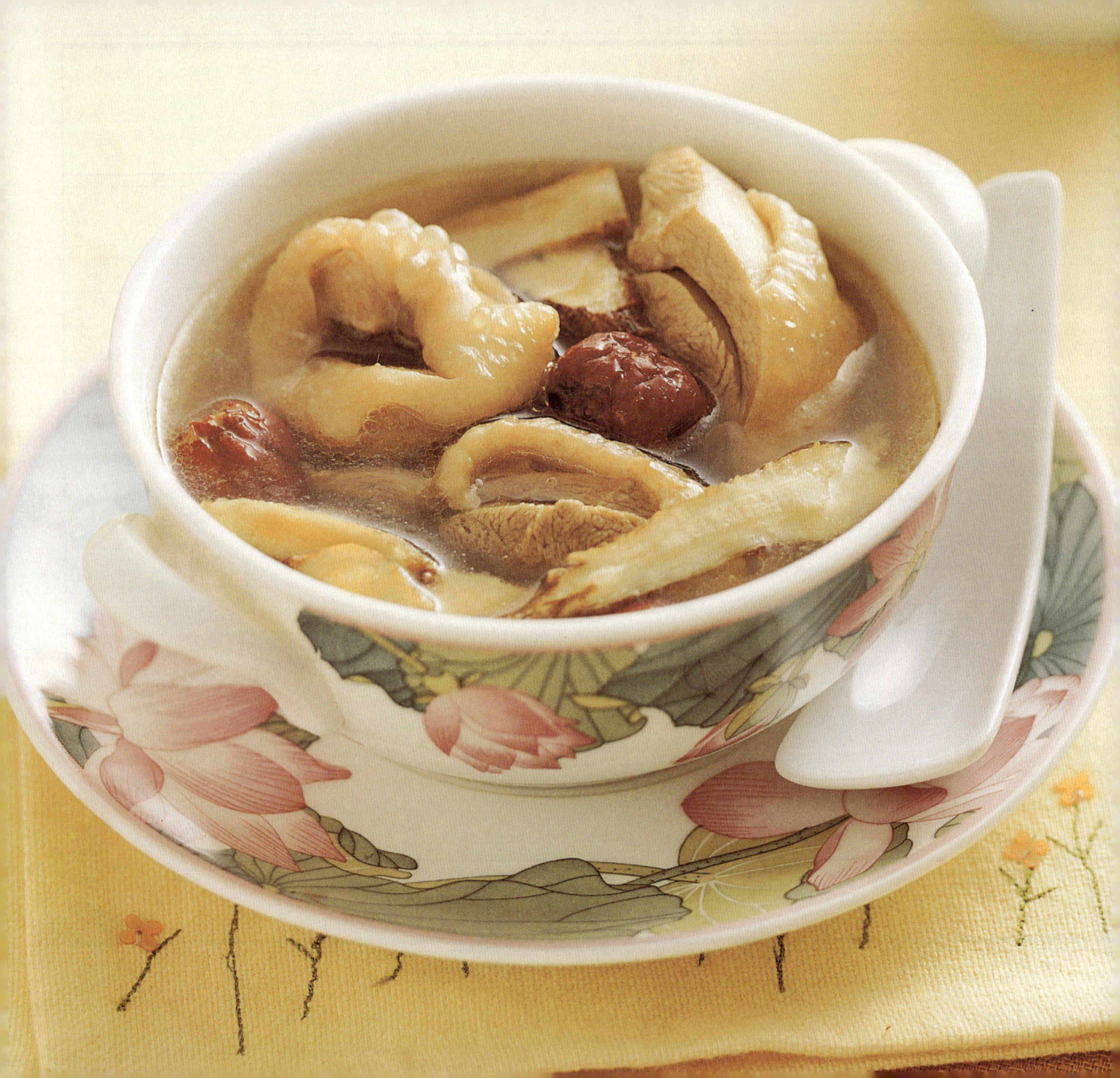

归芪鸡汤

兼补气血、强健补身、
改善虚弱、延缓老化、提高免疫力

材　料 鸡腿1只、当归10 g、黄芪5 g、红枣5粒

调味料 盐2小匙、米酒1大匙

做　法

1. 鸡腿切块，洗净后放入煮滚的热水中汆烫，去除血水后取出、沥干。
2. 所有药材用清水快速冲净。
3. 将处理好的材料放入汤锅里，加5碗水，用大火煮滚后，转小火煮约25分钟，最后加调味料拌匀，待再度煮滚即可熄火，盛出食用。

保健记事

※“当归补血，黄芪补气”，当归加黄芪兼补气血，取来炖煮鸡汤是食疗药膳中最佳拍档之一。此汤品无论平时补养，或是冬令进补，或是病后调理及产后坐月子，全都合宜；特别是先天体质虚弱、老年机能退化性虚弱，经常食用，能维持一定的体能。

※当归性温味甘、辛，可补血活血，为治血病要药，尤为妇科所重视，最擅长调经理带止生理痛，诸如月经失调、经闭、经痛、胎产诸症都重用当归。当归还能维护心血管健康，促进造血功能，防治贫血。亦提升免疫力，能抑制自由基活动，有助延缓老化；亦保护肝功能，助肝细胞新生；并润燥滑肠，防止血虚便秘。

※黄芪性温味甘，为诸药之长老，是药治或食疗使用最广泛的药材，治疗虚弱性引起的疾病，能强健补身，提高免疫功能，改善精神委靡、脸色苍白、头昏神倦、自汗盗汗、久泻不止，并保护呼吸系统、抵御感冒流感。还能利尿退肿，治疗尿蛋白，辅助治疗肾炎，增强肾功能。又能加强心脏收缩、扩张血管、降低血压、促进血液循环；可保护肝脏，并有抗菌作用；同时能排毒生肌，治疗皮肤伤口不愈。

注意事项

当归善治血虚诸症及妇女月经不调、痛经、经闭等。但孕妇、月经过多者要慎用，腹泻者亦慎用。

参须枸杞鸡汤

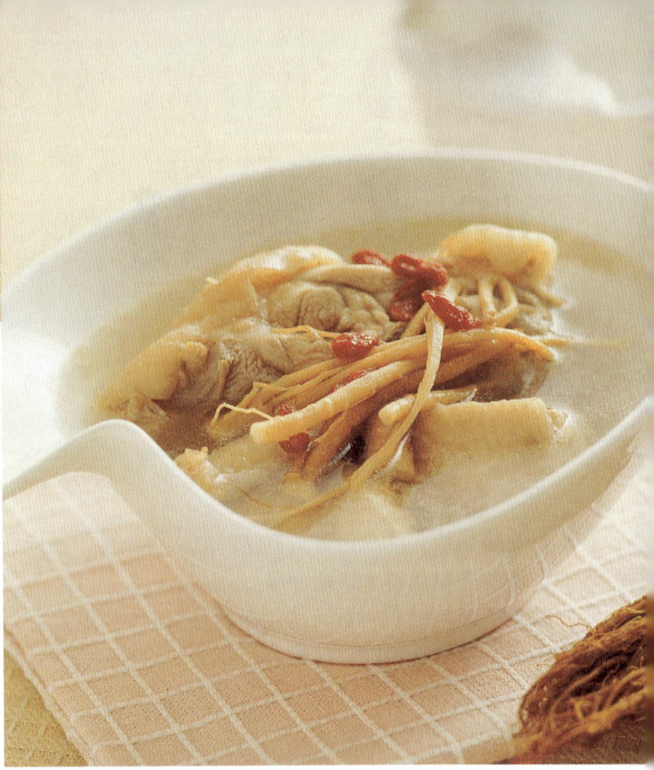

材　料　鸡腿1只、参须10 g、枸杞10 g

调味料　盐2小匙、米酒1大匙

做　法

1. 鸡腿切块，洗净后放人煮滚的热水中汆烫，去除血水后取出、沥干。
2. 参须、枸杞用清水快速冲洗干净。
3. 将处理好的材料放人汤锅里，加5碗水，用大火煮滚后，转小火煮约25分钟，最后加调味料拌匀，待再度煮滚即可熄火。

补养肾气、强命门火、壮阳疗痿、暖宫助孕

保健记事

※参须的功效与人参相仿，但稍缓和薄弱，可滋养强壮，改善虚弱体质，同时可增强免疫功能，提高抗病能力，并益脑智、抗疲劳、止疼痛，可生津止渴、提振食欲，改善无力感与头晕，增强神经系统之反应。

※枸杞保护肝肾，益精明目，促进肝细胞新生、抗肿瘤及脂肪肝，强化肝解毒能力。对慢性肝炎、虚劳痿黄、腰膝酸软、视力减退、遗精阳痿有效，并降血糖、胆固醇。

※此汤品为高蛋白、富营养的滋补上品，常食能滋补强身，补养肾气、强命门火、益精添髓、壮阳疗痿、提高受孕机会，且对高血压、冠心病、肝炎等，以及老年人虚弱之食疗效果甚佳。

注意事项

最适合极为虚弱而无法接受人参大补的人食用，参须有人参之功，但无人参之峻烈，可缓和地滋补身体，逐步调整，达到补益之效。但参须仍具人参之效，如果吃了会上火，而口干舌燥、便秘，则应减量或停用。

冬虫夏草鸭汤

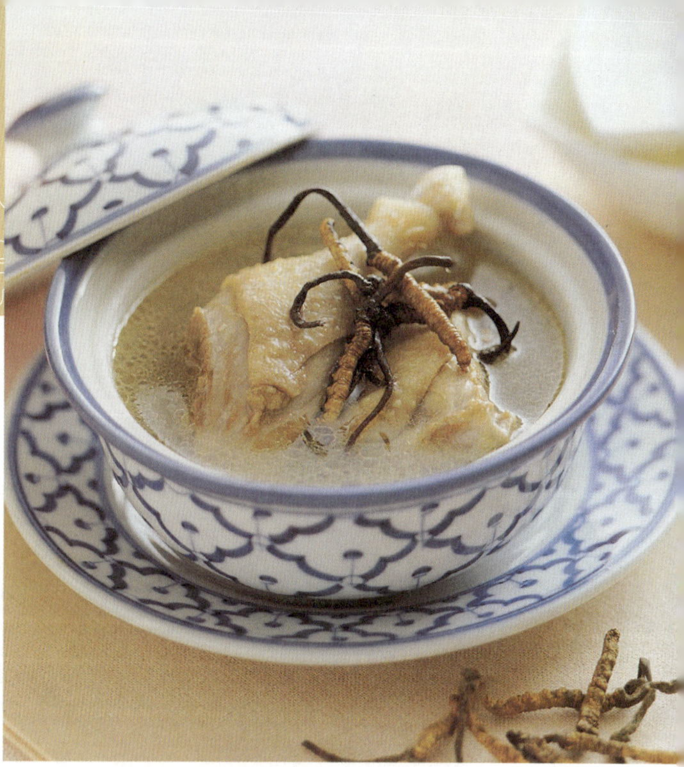

材　料　鸭半只、冬虫夏草10 g、姜1小段

调味料　盐2小匙、米酒1大匙

做　法

1. 鸭洗净，切块后放入煮滚的热水中氽烫，去除血水后取出、沥干。
2. 姜洗净，切片。
3. 将鸭肉、姜片与冬虫夏草一起放入汤锅里，加5碗水，用大火煮滚后，转小火煮约25分钟，最后加入调味料拌匀，待再度煮滚即可熄火，盛出食用。

补肾阳调肾虚、减轻疲劳助睡眠，并止咳化痰、保护呼吸系统

保健记事

※冬虫夏草自古即是帝王后妃专用的滋补珍品，是补肾阳、调肾虚圣药，能调补肾气虚损，改善男性阳痿遗精、妇女子宫机能虚弱难受孕、生理痛、腰酸背痛、腰尻发冷、膝脚乏力、盗汗自汗、耳鸣耳聋、头晕目眩等肾虚症状，是能减轻性功能障碍、促进性活力、壮阳道之滋补良品。

※冬虫夏草搭配鸭肉炖补，能刺激男性荷尔蒙分泌，恢复精力，并抵抗慢性疲劳、增强体能；亦调理女性生理循环，减轻生理不适，提高受孕率，改善更年期症候群。同时能抗疲劳、镇静、帮助睡眠，发挥减轻疲劳、镇静心神及催眠助睡的效益；又能稳定情绪、使人安静，并舒缓紧张、躁扰，抗忧郁焦躁。

※此汤品亦具滋阴润肺效果，能提高免疫力，有定喘止咳、化痰疗肺痨作用，对老人虚喘久咳、慢性支气管炎、易感风寒之体质皆能调整；同时也是冬季进补良品。

注意事项

鸭肉质性属发，敏感体质、术后恢复期、有伤口发炎时不宜食用。

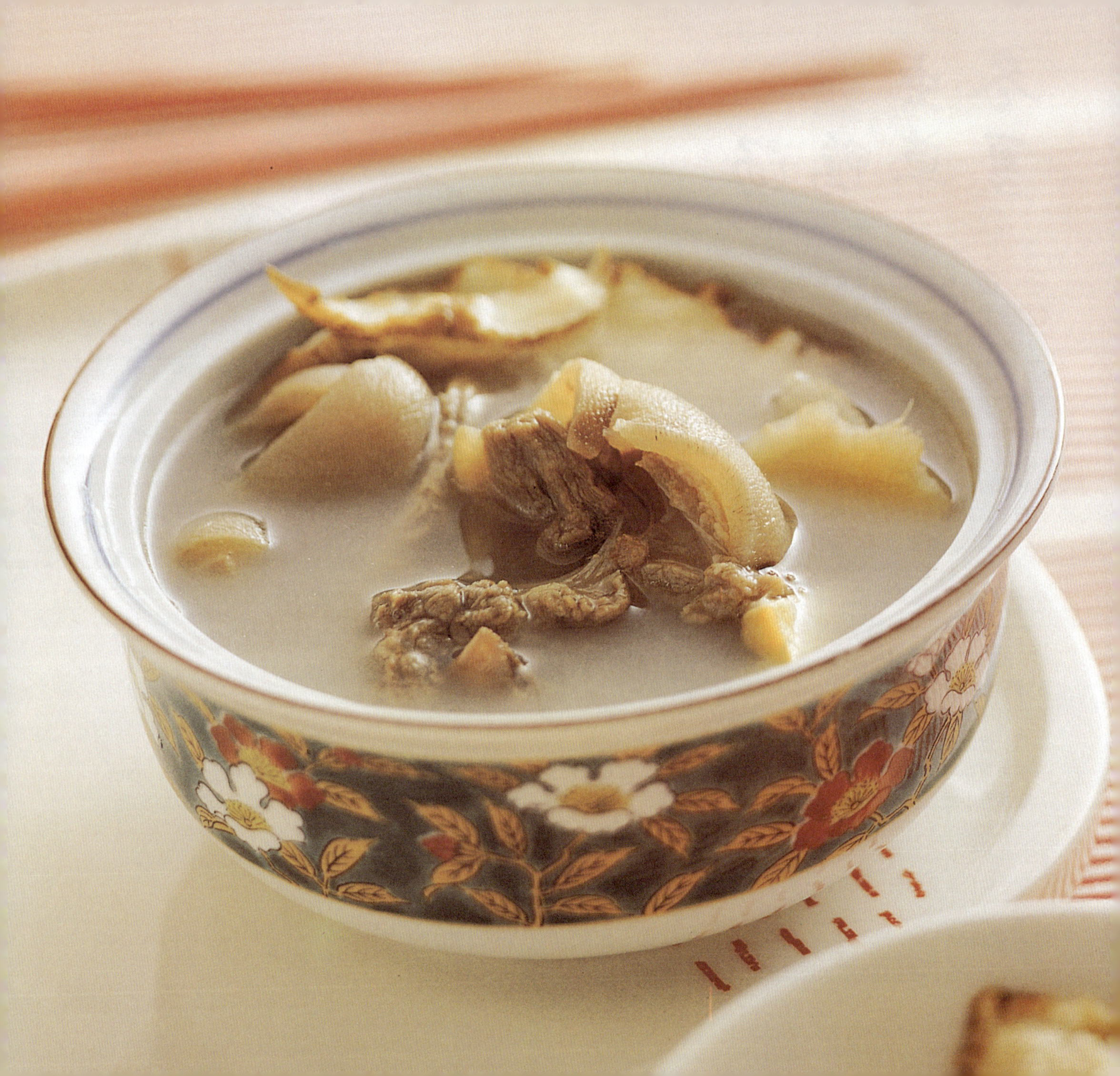

姜归羊肉汤

祛寒补虚、益气养血、
促进气血循环、增进御寒能力

材　料　羊肉600 g、老姜1段、当归10 g

调味料　盐2小匙、米酒2大匙

做　法

1. 羊肉切块后洗净，放入煮滚的热水中汆烫，去除血水后取出、沥干。
2. 老姜洗净，切片；当归用清水快速冲净。
3. 将羊肉、姜片放入汤锅里，加6碗水，用大火煮滚后，转小火煮约40分钟，再加入当归续煮5分钟，最后加入调味料拌匀，待再度煮滚即可熄火。

保健记事

※羊肉向来被用来作为滋补阳气的首选肉类，因其性温味甘，滋补效益强。每到冬季进补，也是各式各样的羊肉炉上场的大好时机，而其中最轻淡爽口，又不减补益良效的就属姜归羊肉汤。姜归羊肉汤可益气补血、促进气血循环、调补虚弱畏寒，改善四肢冰冷、肩背僵硬、腰尻酸麻，并增强御寒能力。极适合男性经常食用，更突显补肾壮阳效益；其实不限于男性，妇女体虚怕冷、经期腹痛，或是家务过劳、劳心劳力、心力不济都适合以此来调理；尤其是产后虚弱体寒、腹部发冷发痛，最适合以此来祛寒补虚劳。

※羊肉搭配老姜，更强化促进血行、祛散寒痹、增进新陈代谢的作用，使羊肉补益效果充分遍布全身，并可以产生很强的抗氧化酶成分，发挥抗老防衰、抗致癌物效力，并提高精神与活力。

注意事项

此汤品属热性补品，如有发炎现象、眼红肿痛、牙龈浮肿、痔血便血、严重口臭、痘疹脓肿、口唇疮疡、咳嗽痰黄者，不适合食用。一般较适合冬天寒季时食用。

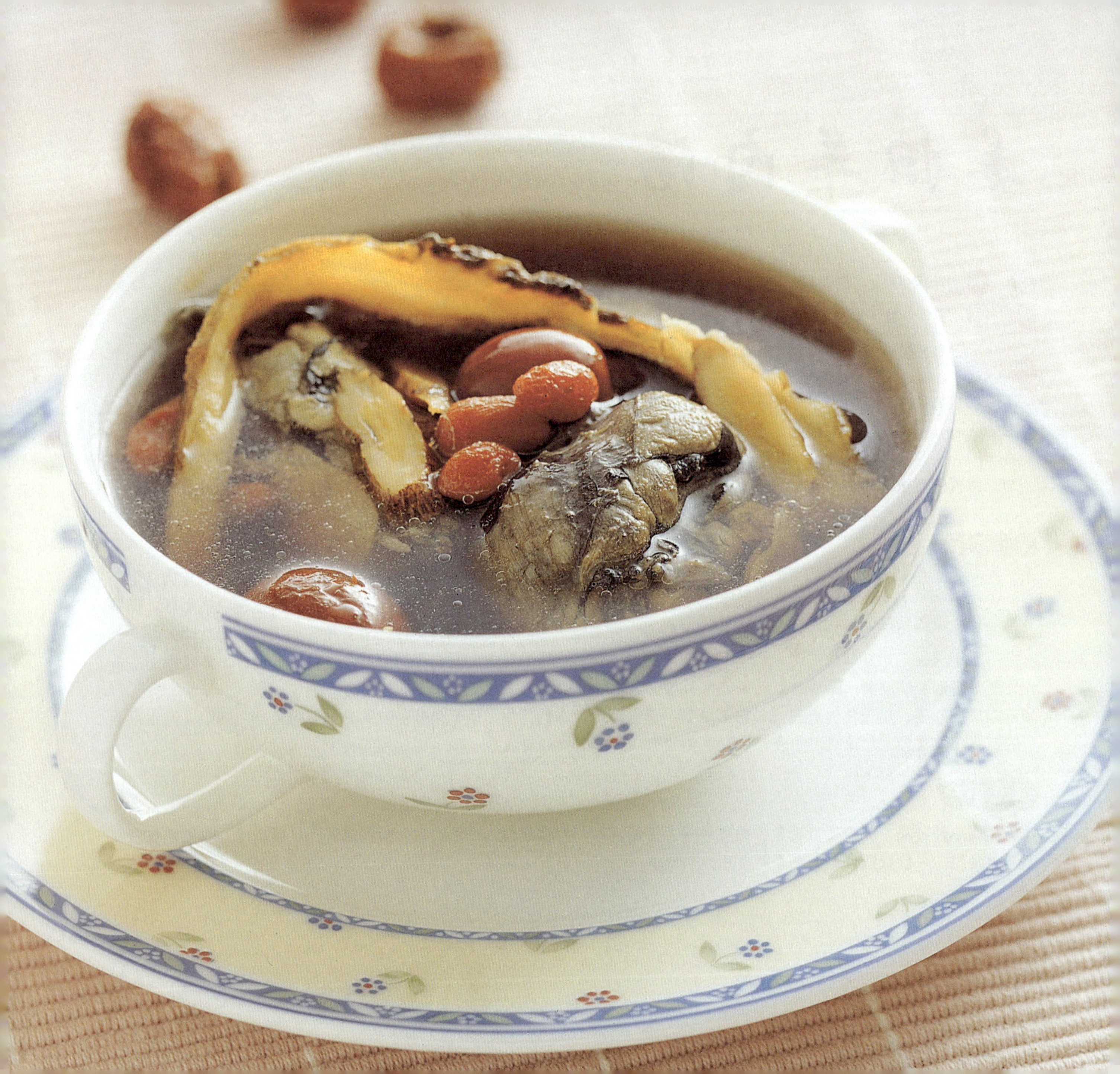

十全大补鸡汤

大补气血，调理气血两虚，
并促进免疫功能、防癌抗肿瘤

材　料 鸡腿1只，当归、熟地、党参、白术、茯苓各10 g，炒芍、川芎、甘草各5 g，红枣6粒，枸杞10 g，黄芪15 g，桂枝5 g

调味料 盐1小匙、米酒2大匙

做　法

1. 鸡腿切块，洗净后放入煮滚的热水中汆烫，去除血水后取出、沥干。
2. 药材用清水快速冲净，沥干。
3. 将处理好的材料放入汤锅里，加5碗水，用大火煮滚后，转小火煮约25分钟，最后加调味料拌匀即可。

保健记事

※“十全大补汤”可说是全方位补养身体、维护健康的温和补养汤品，以“补气”之四君子汤加“补血”之四物汤所成之八珍汤，再加黄芪、桂枝合成十全，更突显其双补气血之作用。此汤品可调治气血两亏、诸虚百损、五劳七伤、遗精带下、四肢乏力等症，舒缓精神倦怠、耳鸣重听、头晕目眩、气短心悸、失眠多梦，改善羸瘦干枯、面色萎黄、食欲不振、营养失调、贫血、妇女崩漏等，并缓和放射治疗及化疗后之不舒服反应。

※此汤品因有强大补养气血作用，强壮效果明显，无论病后调养、产后坐月子补养、老弱调理、五脏功能减退及大出血后，都适合进食十全大补鸡汤，可快速恢复体力与精神。也适合作为冬季进补品，立冬、冬至进补，或是在寒流冷锋入境之际，加强补养，可提升御寒力，并确保来年有较强的抗病能力。

※根据实证食疗成效证实，本汤品其补益效果是多元的，不但能增进造血功能，使红血细胞及血红蛋白量增加，亦能激活巨噬细胞的吞噬功能，增进免疫功能，升高抗癌作用；又能调节中枢神经活动、促进机体代谢，维持血糖值；对疮口溃疡久不愈合、顽固性荨麻疹等亦都能改善。

注意事项

老少咸宜，唯发热未退，或体质偏实热，或有高血压宿疾，则不宜食用。

补骨脂肉丸汤

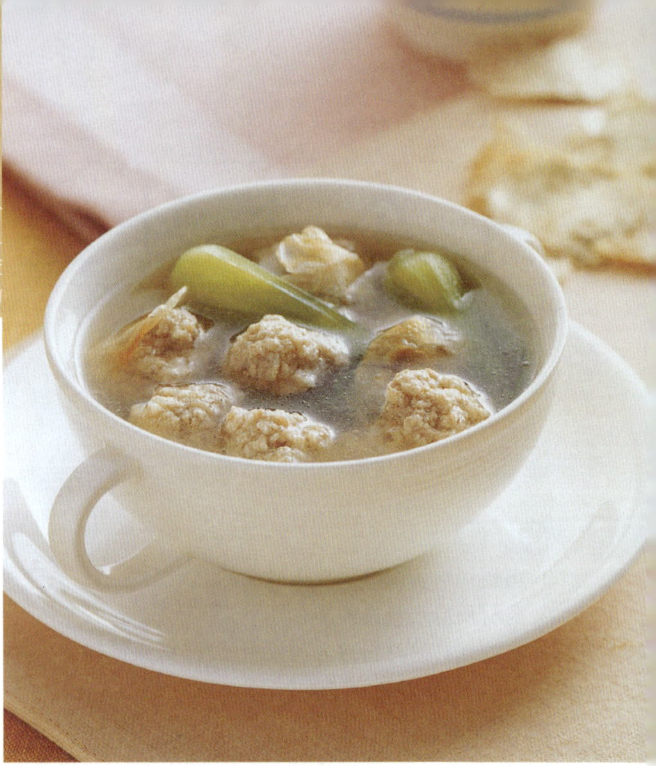

材　料　绞肉200 g、油菜2棵、补骨脂5 g

调味料　淀粉2小匙、酱油1小匙、盐2小匙、细砂糖1/2小匙

做　法

1. 补骨脂用清水冲净，加4碗水熬汤，先用大火煮滚后，转小火煮约15分钟，去渣留汁。
2. 猪绞肉加入淀粉、酱油、盐1小匙、细砂糖和匀；油菜洗净，每棵对切两半。
3. 将拌好的猪绞肉捏成小丸状，放入煮滚的药汤中，再加入另1小匙盐调味，接着将油菜放入锅里煮，待肉丸子熟透即可。

有滋补强壮作用，调理肾阳不足、月经失调，并提升免疫力

保健记事

※补骨脂又名破故纸，性温，味辛、苦，有雄性激素作用，能补肾助阳、健壮强精、止泻缩尿，善治男子肾阳不足而阳痿、遗精、频尿、遗尿、腰膝冷痛，以及女性月经失调、分泌物过多、子宫虚冷难孕、容易流产、性冷感；对老人衰弱性之虚喘、腰痛、遗尿、小便频数、慢性腹泻等亦见效。另外，具有一定的提高机体免疫力的作用，并抗肿瘤、抗细菌、抗病毒，亦能辅助防治骨质疏松，协助药物代谢等作用。

※补骨脂与肉类同煮食用，更补强滋补效果，增加人体对营养素的吸收，尤其是动物性蛋白质、热能及矿物元素等，对帮助细胞及组织修护、促进成长发育及增进免疫系统功能更明显。

注意事项

阴虚火旺、便秘者忌用。孕妇、有流产迹象、肠胃出血、急性胃炎者不宜大量服用。

锁阳芡实骶骨汤

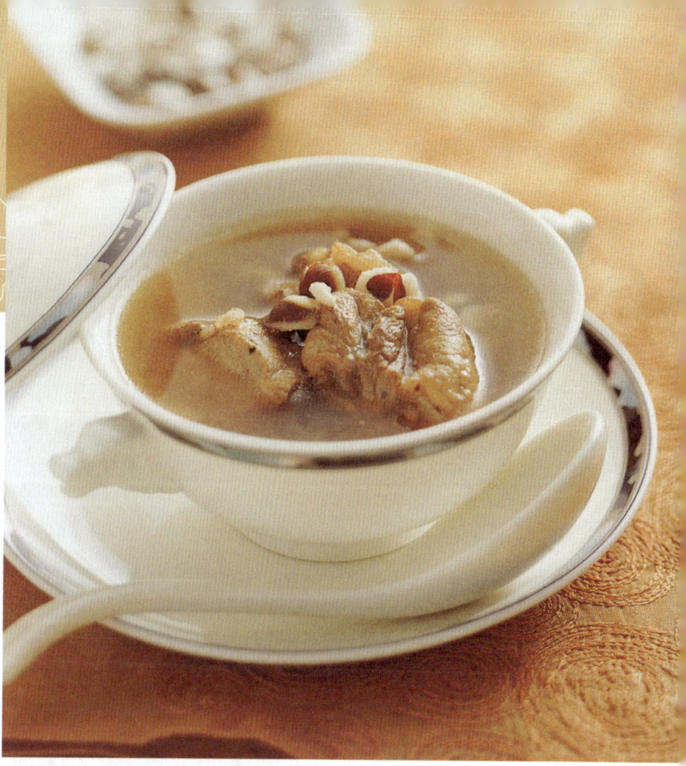

材　料　锁阳10 g、芡实50 g、尾骶骨1副

调味料　盐2小匙、米酒1大匙

做　法

1. 芡实洗净，清水浸泡2小时。
2. 尾骶骨洗净，放入煮滚的热水中汆烫去除血水后取出，沥干。
3. 将芡实及尾骶骨放入汤锅里，加6碗水，先用大火煮滚后，转小火煮约30分钟，再加入锁阳续煮约15分钟，最后加入调味料拌匀，待再度煮滚即可熄火。

滋补肝肾、调气理血，
改善肾元不足、体力匮乏

保健记事

※锁阳其性温味甘，有“不老药”之别名，是滋补肾阳药物中最常被利用的一味药，由此可见其滋补健壮之强效。可以调补肝肾、养益精血，调理肾虚、精血不足造成之阳痿早泄、精虫稀少、受孕困难、性活动无持续力。并还能补充钙质、强筋健骨，改善腰膝痿软、无力久站走远路，对下肢瘫痪、筋骨软弱也有一定效果。同时具有润燥通便作用，改善肠躁症便秘；也能降低血压、增进免疫力。

※芡实性平味甘，是益肾固精常用药，能改善遗精滑精、遗尿、小便频数、尿液淅沥不止、尿色白浊、小便灼热、下部湿疹瘙痒、妇女病症等；并调理脾胃，改善脾虚不纳食、习惯性腹泻。

※配尾骶骨炖补，最能调治肾元气虚、命门火衰而致腰酸背痛、腰膝无力、尻骶酸麻冷痛等症状。

注意事项

锁阳润燥通便、芡实则为敛涩之品，固然二者能调和而改善腹泻或便秘，唯个人体质体况不一，对每种药物的吸收与反应也不同，所以建议严重便秘或是久泻不止，都应谨慎食用。

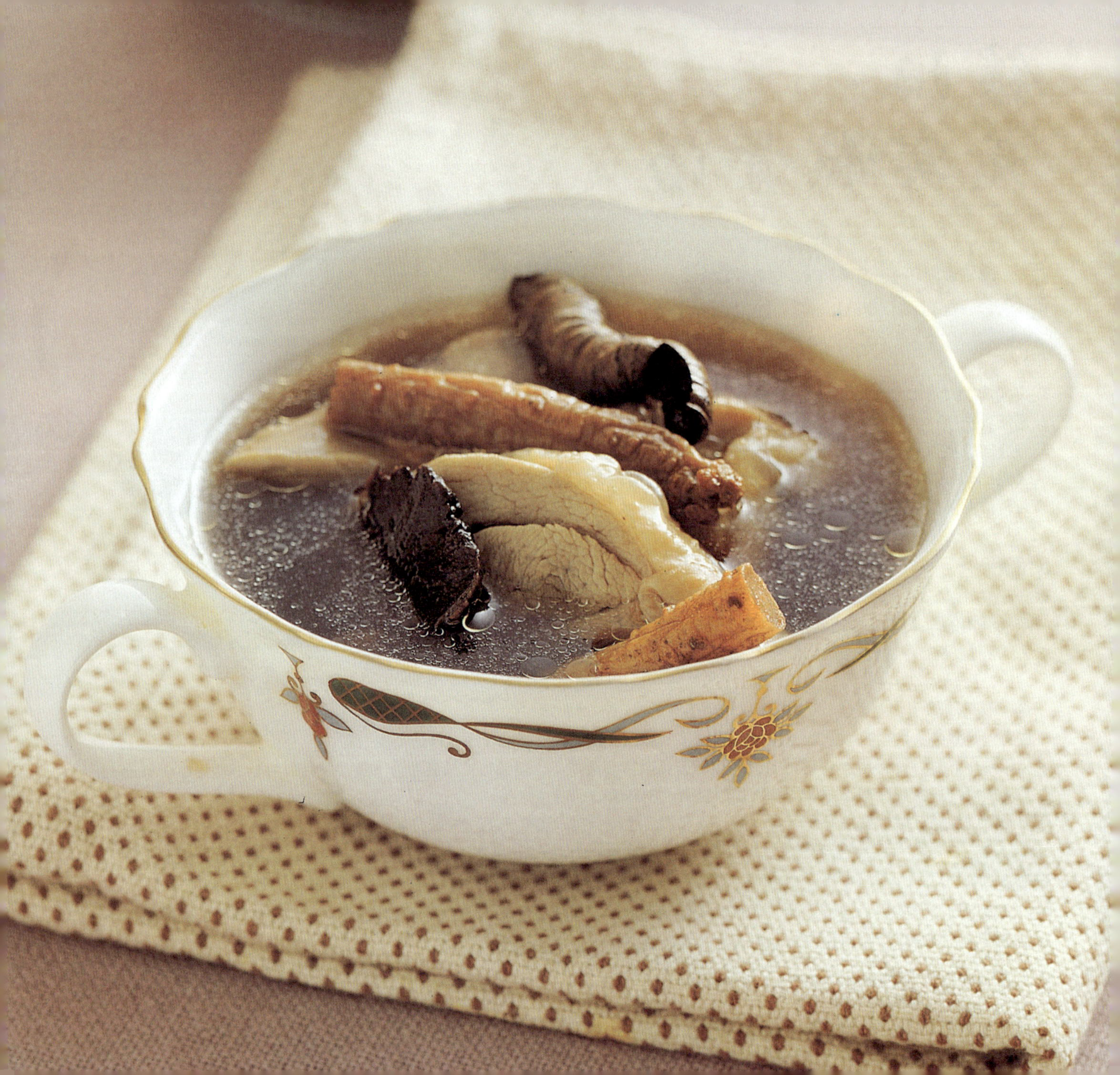

党参巴戟天黄精鸡汤

调补虚弱、利尿消肿、强筋健骨、提高受孕机会，并调整体质

材　料　鸡腿1只、党参15 g、巴戟天10 g、黄精5 g

调味料　盐2小匙、米酒2大匙

做　法

1. 鸡腿切块，洗净后放入煮滚的热水中汆烫，去除血水后取出、沥干。
2. 药材用清水快速冲净，沥干。
3. 将处理好的材料放入汤锅里，加5碗水，用大火煮滚后，转小火煮约25分钟，最后加调味料拌匀，待再度煮滚即可熄火。

保健记事

※党参性平味甘，能补中益气、补血活血，能疗治慢性肾炎，消除水肿，增进肾功能；并改善体弱气虚、容易倦怠、四肢乏力、不欲食饮、头晕眼花、心悸恐慌、健忘失眠、长期腹泻、贫血等现象。

※巴戟天性温味辛，有补肾壮阳、强壮筋骨、祛风除湿等作用，调理肾虚阳痿、遗精滑精、筋骨痿软、膝脚无力、寒湿痹痛、腰脊疼痛、风湿痛、慢性关节炎等；亦调治妇女月经失调、子宫虚冷、受孕困难、小腹发冷疼痛；还有防治冠心病和抗癌的作用，并调节免疫平衡、延年益健康。

※黄精性平味甘，能补中益气、强健筋骨，并润肺养心血，调补体虚气不足、筋骨软弱、风湿疼痛、食欲不振；并能降低血压、增进血流量、降低血脂和胆固醇，维护心血管健康。

※取党参、巴戟天、黄精炖鸡，补养效果卓著，可以调补虚弱、体倦无力，增强精力、防止老化、优化体质；改善气虚引起之肾元不足、命门火衰而性功能障碍、不易受孕、面目浮肿、四肢水肿、小便不利、发枯无泽、白发掉发、皮肤干痒等现象。

注意事项

如湿热停滞、气滞不通、肠胃胀满、火气旺盛者不宜食用。巴戟天、黄精虽能逐湿解痹痛，但并不适合用来治疗因湿热引起的足膝红肿热痛。

党麦五味子鱼汤

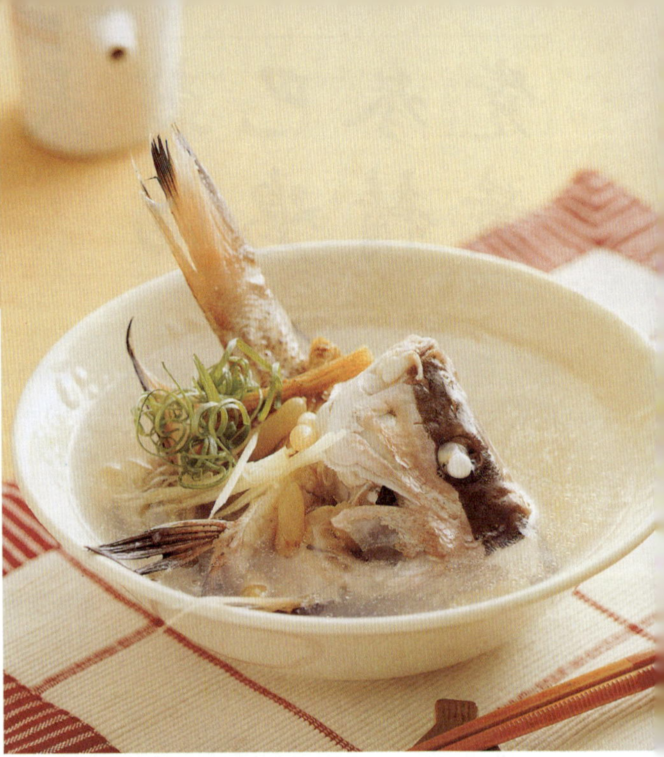

材　料　鲜鱼1尾，党参10 g，麦冬10 g，五味子3 g，姜、葱丝各1大匙

调味料　盐2小匙、米酒1大匙

做　法

1. 药材用清水冲净，放入3碗水，先用大火煮滚后转小火煮约15分钟，去渣留汁。
2. 鱼去鳃、鳞后洗净，切2段待用。
3. 将鱼及姜丝放入药汤中，开大火煮滚后，转中火煮约3分钟，再加入调味料和匀，撒入葱丝，待再煮滚即可熄火。

宁心安神、抗疲劳、提振食欲，改善频尿遗精、健忘失眠

保健记事

※麦冬润肺清心、清热助眠、生津止渴、强心利尿，能改善肺燥干咳、虚劳咳嗽、肠燥便秘，心烦失眠、口渴难止者也适合，亦可缓和慢性支气管炎、过敏性咽喉炎。

※五味子有补肾、安心宁神、涩精止泻作用，改善频尿滑精，亦可促进中枢神经传导，能快速恢复疲劳，也可提高工作和学习效率，且健胃整肠，改善肝功能，缓和神经衰弱及皮肤过敏，提高抗癌能力。也能调节食欲不振、消化不良，尤其是夏天燥热难安之际更适合食用。

※此鱼汤能提高抗病能力、增强心肺功能、防范肺呼吸道感染，改善男子遗精早泄、健忘难眠，并活化细胞、防止老化，缓和成人病。性功能失调、易受风寒、过敏性体质、食欲不振、老人虚咳、睡眠品质低都适合常食用。

注意事项

脾虚胃寒、长期慢性腹泻者，以及初感风寒时应谨慎食用。

首乌续断枣鸡汤

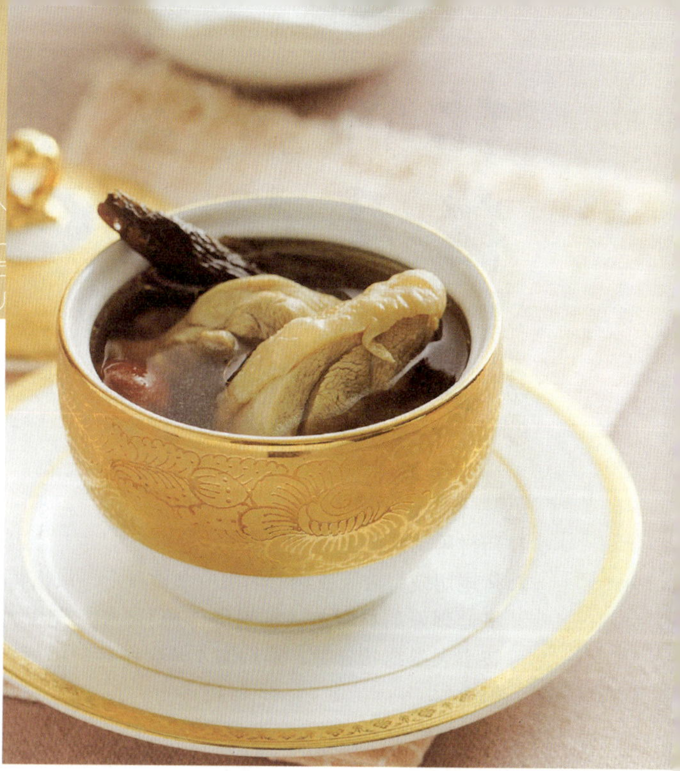

材　料 鸡腿1只、何首乌10 g、续断10 g、红枣5粒

调味料 盐2小匙、米酒1大匙

做　法

1. 鸡腿切块，洗净后放入煮滚的热水中汆烫，去除血水后取出、沥干。
2. 药材用清水快速冲净，沥干。
3. 处理好的材料放入汤锅里，加5碗水，用大火煮滚后，转小火煮约25分钟，最后加调味料拌匀，待再度煮滚即可熄火。

补益精血、乌黑发髭、安定心神、抗老防衰、增进活力

保健记事

※何首乌性温、味甘中有苦，可滋养强壮、补精益血、乌黑发须、强健筋骨，改善遗精、失眠神疲、面色萎黄、身形羸瘦、腰膝酸软、四肢冰冷、手足麻木、耳鸣晕眩、白发脱发、心悸恍惚，并防治妇女病，调理月经量过多、贫血、便秘、分泌物过多等症，可以保健强身，防未老先衰，是抗衰老的常用药。

※何首乌也是补阴补血要药，不但补益肝肾、调和气血，同时能改善血液循环，防治高血脂、降低胆固醇，并辅助舒缓慢性肝炎，减轻皮肤瘙痒、过敏现象；因有泻下作用，也可用以辅助瘦身，改善因基础代谢率降低所引起的肥胖。

※续断性微温、味苦辛，擅长滋补肝肾、舒筋活血、续接筋骨、调和血脉，改善腰酸背痛、膝冷疼痛、腰脚无力、筋骨萎弱，并调理肾虚遗精、妇女崩漏带下、乳腺不通等症。同时是疗治跌打损伤、骨折挫伤、筋骨断裂不可缺之药物，可疏通血络、化瘀去肿、消炎止痛。

※两种药材配伍红枣炖鸡汤，更补强滋补强健、舒筋活血的效果，经常食用可避免提早失去活力。

注意事项

何首乌有生用及制用之分，补益用途则选制首乌。外感风寒、痰湿未除则不宜食用。

杜仲覆盆子猪尾汤

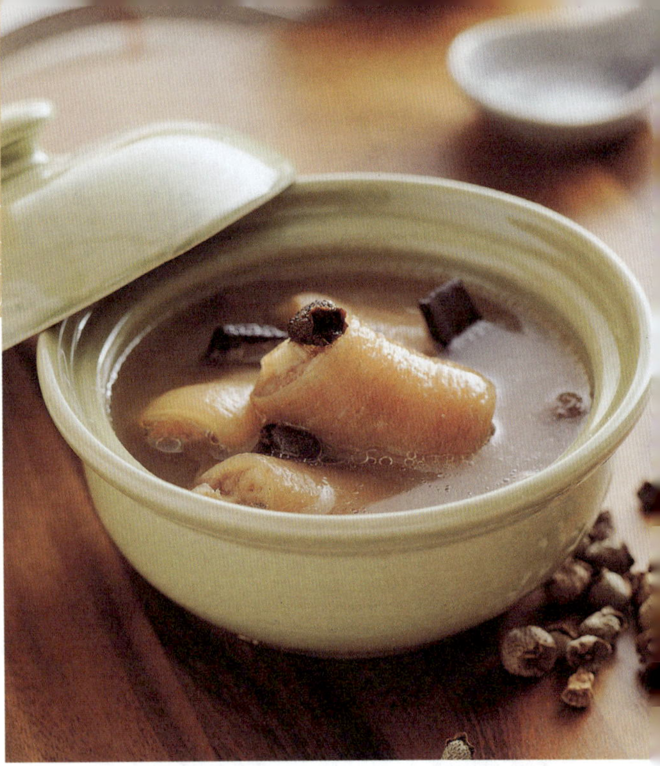

材　料　猪尾3只、炒杜仲片15 g、覆盆子5 g

调味料　盐2小匙、米酒1大匙

做　法

1. 药材用清水快速洗净，沥干。
2. 猪尾切段，放入煮滚的热水中汆烫一下，取出再洗净。
3. 将处理好的材料放入汤锅里，加5碗水，先用大火煮滚后，转小火煮约40分钟，最后加入调味料拌匀，待再度煮滚即可熄火。

缩尿抗利尿、调补肾元气，
并促进成长发育、延缓老化

保健记事

※覆盆子味甘、酸、涩，性微温，益肾补肝、固精缩尿，是肾虚滑精阳痿的辅助食疗品，强壮效果佳。对肾虚尿频、遗尿、小儿夜尿都能见效，是一效果明显的抗尿剂；还补肝阳不足、维护视力，改善眼目昏糊、目视不清。

※猪尾含较多的胶原蛋白，对人体的细胞、皮肤、筋络、软骨、骨骼及结缔组织都起重要作用，能延缓机体老化，增进肌肤保湿能力，避免早生皱纹和快速角质化；又能促进儿童生长，助益少男少女转骨发育成功。

※杜仲、覆盆子和猪尾一起炖煮，能约缩频尿，改善夜尿，并强精固肾元，不仅调理肾气，防治性功能障碍，对促进成长发育及转骨，以及抗细胞氧化都具有一定效益。

注意事项

一般人都适合食用，特别是在人生几个转折过程，如小儿成长、少年转骨、青年成人、结婚育子及中年防病、老年延寿等阶段，都可加强补养。

栗子龟板鳖甲乌鸡汤

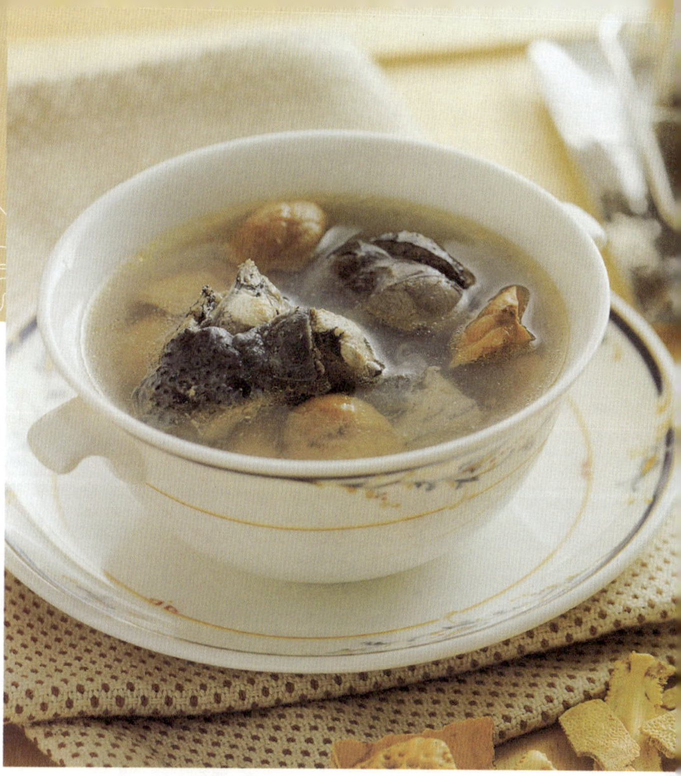

材　料 乌骨鸡半只、鲜栗子200 g、龟板15 g、鳖甲10 g

调味料 盐2小匙

做　法

1. 乌骨鸡切块，洗净后放入煮滚的热水中汆烫，去除血水后取出、沥干。
2. 鲜栗子洗净，龟板、鳖甲用清水冲净。
3. 将处理好的材料放入汤锅里，加5碗水，先开大火煮滚后，转小火煮约25分钟，最后加入调味料拌匀即可。

强壮滋养、解虚劳烦热、调理月经，并提高免疫功能

保健记事

※龟板性微寒，味咸、甘，有益肾健骨、补心养血之功效，改善盗汗遗精、筋骨痿软、腰膝酸痛、头痛晕眩、手足抽搐，并安定心神，缓和心虚惊悸、失眠健忘。女性崩漏出血不止、月经过多亦适用，并能提高机体抗癌的能力；小儿发育迟缓者亦见效。

※鳖甲性微寒，味咸，有强壮滋养、镇静宁神、补血理血作用，能增进体能、减轻疲劳、退烧除烦，缓解虚劳烦热、骨缝关节发热、腰酸背痛；又能收敛理血，调理月经过多、崩漏、经血不止；并舒缓慢性肝炎，辅助调理肝硬化、脾肿大。

※与栗子、乌骨鸡配伍炖煮，滋补力高，能起调节作用，发挥行气活血、滋阴强肾、增强抵抗力之调补效果，男性肾虚体弱、性功能障碍，以及妇女气血不调、畏冷、四肢冰冷、生理痛、月经失调皆适宜。

注意事项

脾胃虚弱、习惯性泄泻、消化不良者不宜；鳖甲又会抑制肾火，阳痿性欲低者不宜；又能动胎气，孕妇亦忌用。

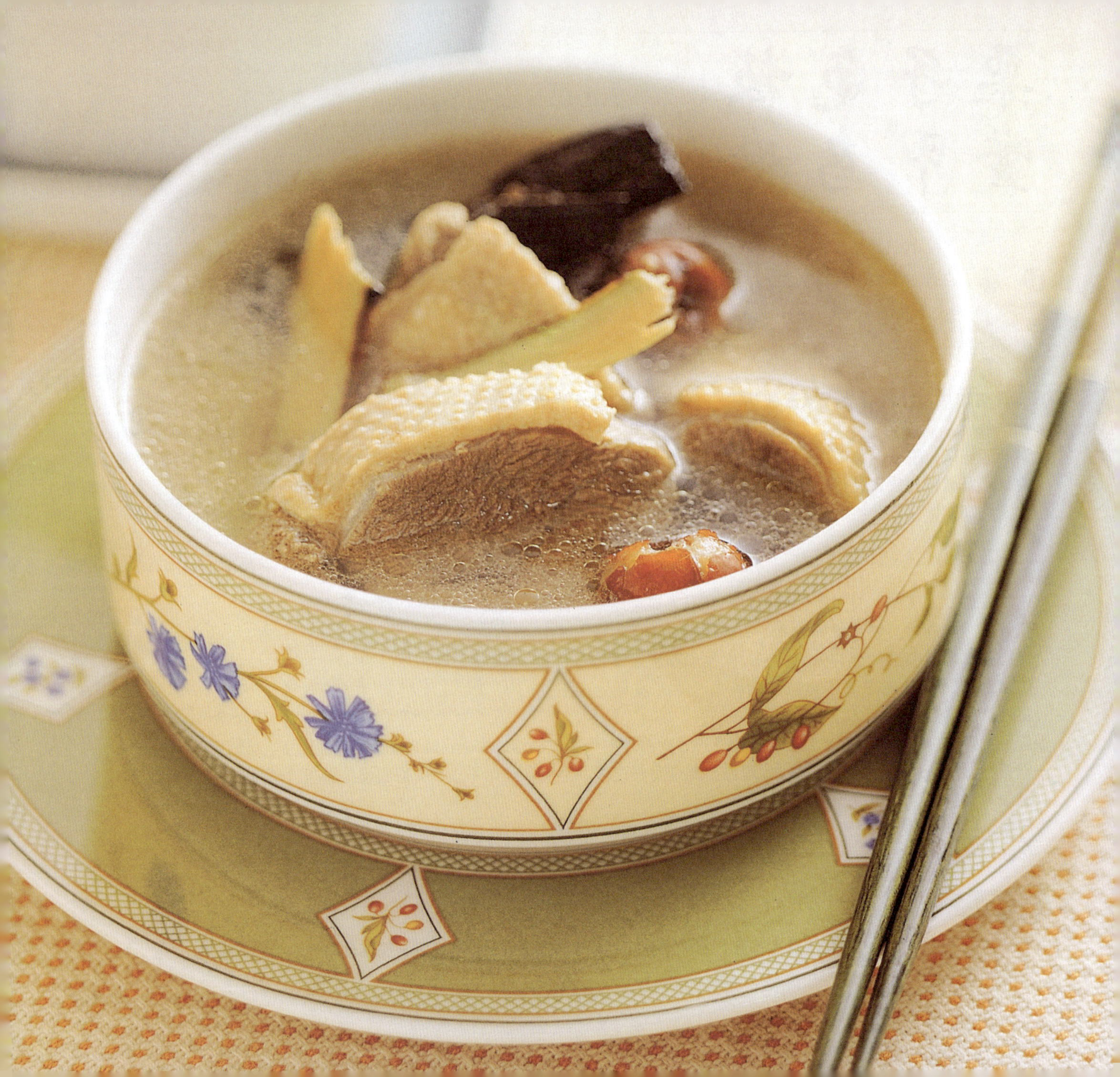

杜仲寄生鸭汤

滋阴补阳、养肝益肾、防治风湿痹痛、促进气血循环、调治妇女疾病

材 料 鸭半只、杜仲10 g、桑寄生15 g、红枣6粒

调味料 盐2小匙、米酒1大匙

做 法

1. 鸭切块，洗净后放入煮滚的热水中汆烫，去除血水后取出、沥干。
2. 药材用清水快速冲净。
3. 将处理好的材料放入汤锅里，加4碗水，先用大火煮开后，转小火煮约25分钟，最后加入调味料拌匀，待再度煮滚即可熄火。

保健记事

※杜仲性温、味甘，是温和的补养强壮药；能调治肝肾虚弱所致的阳痿遗精等性机能衰退、腰膝酸痛、腰酸尻冷、夜间多尿、便尿不畅、头昏目蒙；又能祛除风湿，增强腰部肌群力量及脊骨弹性，缓和风湿性脊椎炎、坐骨神经痛等；对肝肾两虚引起之高血压、头晕耳鸣等亦能缓和。同时，杜仲能增强肾上腺皮质功能，活化免疫功能，增强抗病力。

※杜仲补益范围十分广泛，含有多种有效食疗成分，如杜仲胶、微量元素、维生素等，尤其是胶原蛋白，对于钙质不断流失的中老年人、更年期及产前产后的妇女，更见强筋健骨良效，可防止骨质疏松。杜仲也是妇科常用要药，能活血化瘀，改善血液循环，并固经、保胎、顺产，妇女体虚、月经过多、胎动不安、先兆性流产或习惯性流产者都适合。

※桑寄生性平、味苦，能祛风逐湿、滋补肝肾、强筋固骨、安胎顺产。可缓和风湿痹痛、腰膝酸痛、筋骨无力，对舒解风湿痛、慢性关节炎等有一定效果；又能养血益肝肾，改善营血亏虚、肝肾气衰不足；亦具抗病毒、抗发炎、降血压及胆固醇、利尿、镇静宁神及安胎等作用，可调治妇女怀孕出血、胎动不安。

※杜仲、桑寄生配伍炖煮鸭汤，更发挥提振阳气、滋阴补虚、益气利水的功效，尤其适合男性性功能障碍、老年肝肾两虚、妇女营血亏损等症状。

注意事项

一般虚弱之症皆适合，但鸭肉质性属发，术后恢复期、伤口发炎时不宜食用。敏感性体质可改用鸡肉或排骨；妇女安胎补胎，建议以鸡肉、乌骨鸡或排骨取代鸭肉。

黄芪杞枣鸡汤

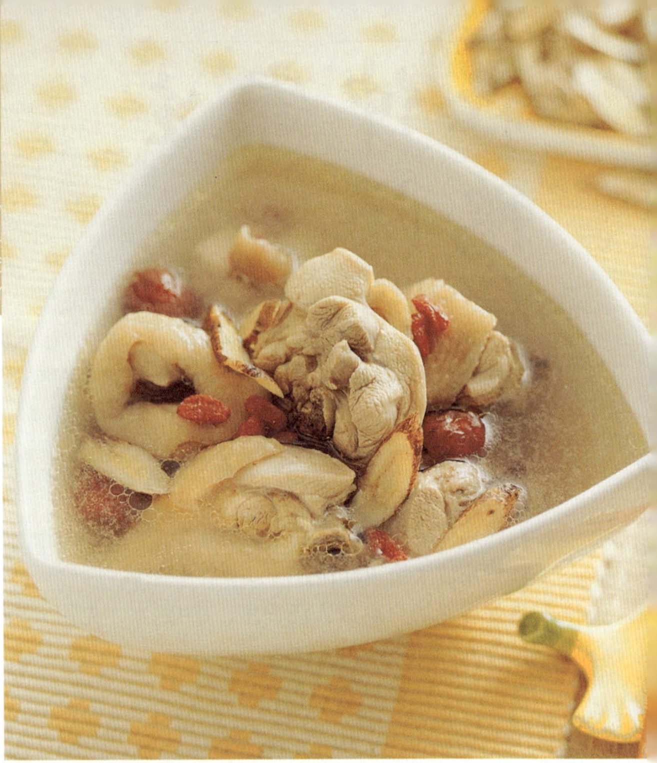

材　料　鸡腿1只、黄芪15 g、枸杞10 g、红枣6粒

调味料　盐2小匙、米酒1大匙

做　法

1. 鸡腿切块，洗净后放入煮滚的热水中汆烫，去除血水后取出、沥干。
2. 药材用清水快速冲净，沥干。
3. 处理好的材料放入汤锅里，加5碗水，用大火煮滚后，转小火煮约25分钟，最后加调味料拌匀，待再度煮滚即可熄火。

益气促血行、巩固体能、
防治疾病，并促进成长发育

保健记事

※黄芪既为药中耆老，其食疗养益作用也是极为卓著，不但补气升阳，有明显强壮作用，并利水消肿，改善盗汗虚脱、体力不支，也是调理妇女健康，防治子宫脱垂、月经不调、减轻经痛、舒缓血虚头晕的重要药物。

※枸杞子能补虚益精、清热止烦、生津止渴、祛风明目，并保护肝脏，增进人体解毒功能及造血功能，维护肝脏藏血之机制，防治血虚体弱、精血失守；也能增强机体非特异性免疫功能，经常食用能获致多方面的生理活性效益，更巩固健康。

※黄芪及枸杞子搭配红枣炖煮鸡汤，能滋补强身、益气促血行，改善全身营养状态，提高免疫功能和抗病能力，同时能刺激成长，帮助转骨及发育成功；也可调节血糖、血脂，维护心血管健康，养肝防病变，并消炎抑菌、抗癌抗病毒。

注意事项

高血压及心脏功能不全而气喘者，要谨慎应用黄芪。高烧未退者不宜。

鹿茸酒虾

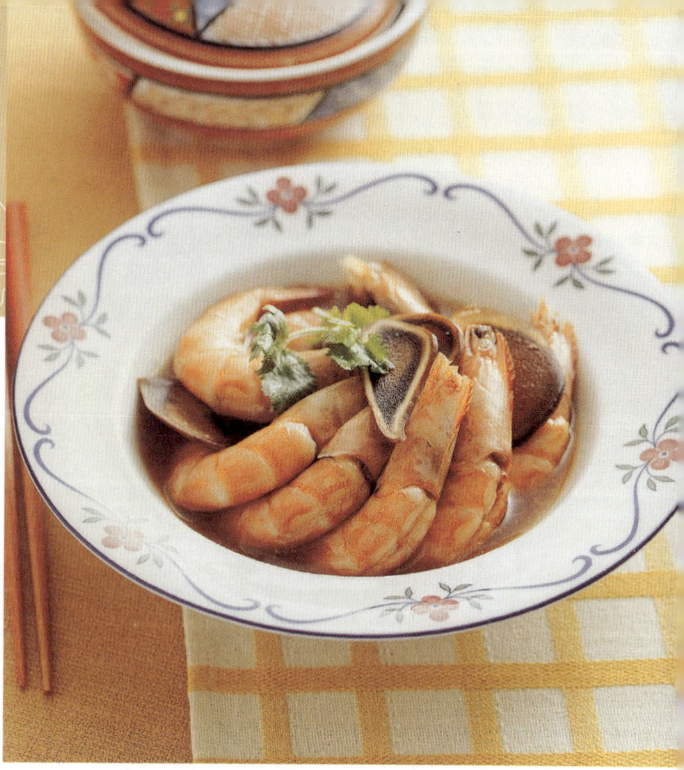

材　料　鹿茸5 g、白虾300 g

调味料　米酒3大匙、盐1/2小匙

做　法

1. 鹿茸用打火机烧去边毛。
2. 用剪刀剪去虾头的尖刺，并剔去虾背的肠泥后洗净，沥干。
3. 将鹿茸、白虾放入锅里，加入调味料及水2大匙，先开大火煮滚后，转小火煮约2分钟，待虾熟即可熄火。

保健记事

※鹿茸含有大量的激素和催情素，以及多种氨基酸、维生素和矿物质，是人体成长发育、拥有健康及维持生命的重要营养成分，具有明显补阳益血效果，是生精补髓、强筋健骨、促进血行的滋补要药，能促进细胞的新陈代谢，养颜防老，抗氧化并提高免疫力。

※鹿茸有类性荷尔蒙的作用，搭配都属阳性的虾子、酒，能促进性腺分泌，增强生殖能力，有天然“威而钢”的效益，专治男性性功能障碍，再造男性雄风，并调理女性不孕、血虚、冷感、怕冷等症状，有效调补生殖、生育、成长、发育等基本生理功能。

补阳益血、强筋健骨，
有助男性雄风再现，并调理妇女生理病症

注意事项

热性体质，肺热痰浓、胃火、口臭严重、疮疡脓肿、发炎状态者不宜食用。

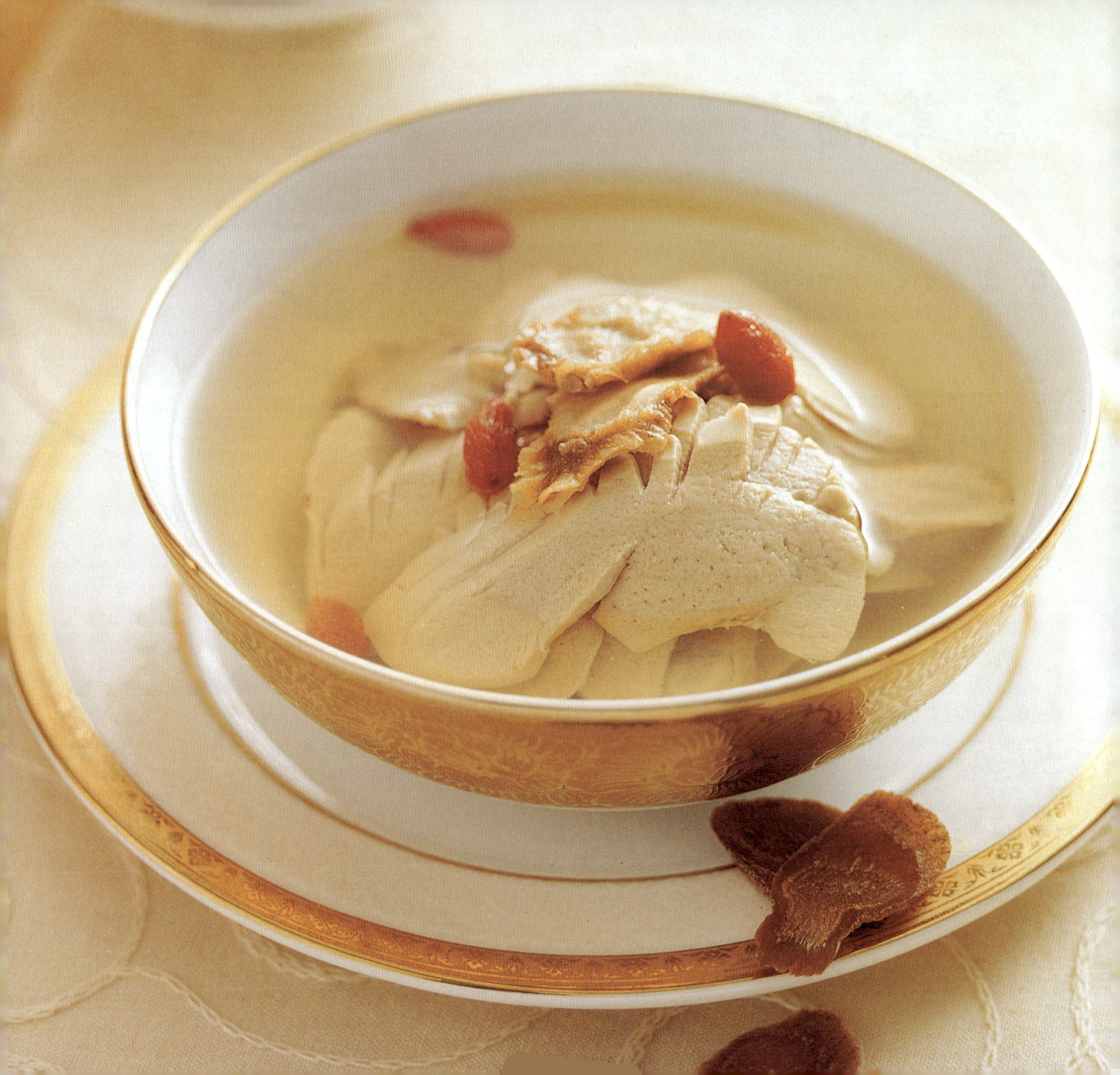

参片腰花汤

大补元气、改善虚弱、
抑止性功能衰退、强化意志力

材　料　腰子1只、人参片5 g、枸杞5 g

调味料　盐1小匙、米酒1小匙

做　法

1. 腰子剖半，去除中间白膜及血水后洗净，表面划十字刀纹，再斜切薄片，放入清水里浸泡，反复更换清水。
2. 烧开一锅水，放入腰片汆烫一下，快速捞出，入冷水中浸泡一下，去除血水腥味即可。
3. 人参片加2碗水，用大火煮滚后，转小火煮约8分钟，接着加入处理好的腰片、枸杞及调味料，待再度煮滚1分钟即可盛出食用。

保健记事

※人参有大补元气作用，是一般运用十分广泛的补品。能补气提气、生津止渴、安神益智、镇静止痛、减轻疲劳、舒压解郁、帮助睡眠，有效改善四肢无力、身心倦怠、食欲不振、虚弱无神、意志消沉、心悸恐慌、失眠盗汗等情况。人参对男性还可调补其性机能减退，对阳痿早泄有效；同时亦促进新陈代谢，维护消化系统和呼吸系统，防治肠胃疾病、舒缓慢性气管炎症。并具双向调节作用，增强免疫力、抗过敏、调节血糖值、降低胆固醇等作用。

※食疗的应用常把药物与动物脏器配合，取其以脏补脏之益，腰花即猪的肾脏，性平味咸，有和理肾气、通利膀胱的作用，改善肾虚腰痛、遗精盗汗、身体颜面浮肿、虚劳羸瘦、食欲不振、耳鸣耳背、头晕目眩等状况。

※腰花煮人参汤，能启动肾气循环的机制，达滋补元气、改善虚弱的目的，体虚乏力、精神恍惚、性功能不全者，或是老年机能衰退都适合以此汤品来调补。

注意事项

人参有大补之效，极为虚弱时并无法受补，或是感冒发烧、虚火上亢，都不宜食用人参。

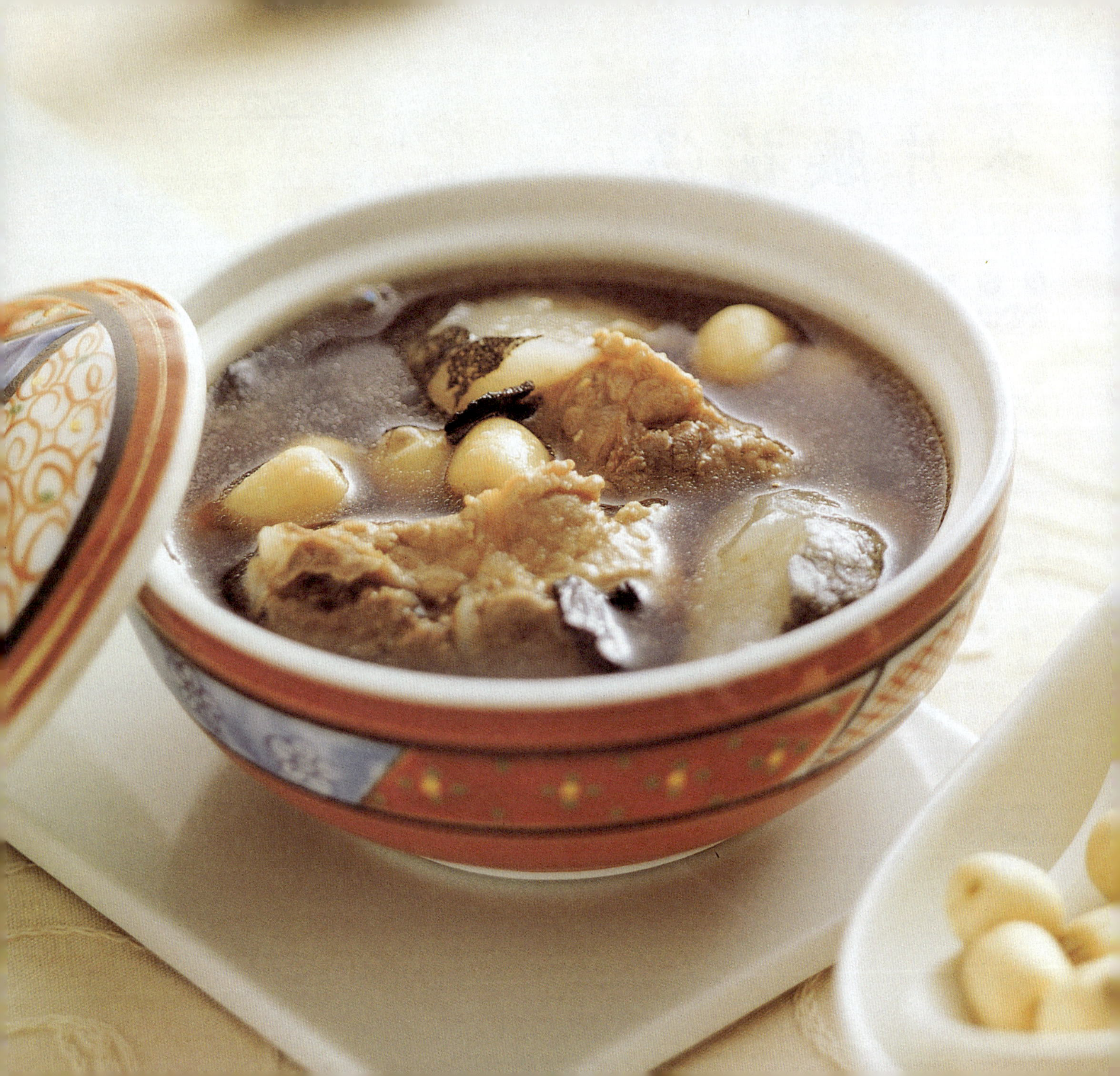

肉苁蓉海参莲子排骨汤

调元固本、补肾助阳、舒缓压力，并防止疲劳、记忆减退

材　料　排骨300 g、肉苁蓉10 g、海参1尾、新鲜莲子100 g

调味料　盐2小匙、米酒1大匙

做　法

1. 排骨洗净，放入煮滚的热水中汆烫去除血水后捞出，沥干。
2. 海参从中间剖半，清除肠泥后洗净，放入煮滚的热水中汆烫一下，取出再清洗一下，切块；莲子洗净。
3. 将排骨放入汤锅里，加5碗水及肉苁蓉，先用大火煮滚后，转小火煮约25分钟，再加入莲子、海参，用中火一起煮约10分钟，最后加入调味料拌匀，再煮滚一下即可。

保健记事

※肉苁蓉性温，味甘、咸；具有补肾助阳、益精营血、润肠通便之效益。因有性激素样作用，被认为有催情效果，能调理性欲减退、遗精、遗尿、阳痿、尿血、腰膝冷痛、筋骨痿弱等男性性功能障碍。或是熬夜透支精力，或是房劳过度，伤身伤元气而面色黯浊、眼眶发黑、尿液白浊，都适合以肉苁蓉来调理。

※肉苁蓉助阳，但不仅止于适用于男性，亦适合妇女肾气虚弱，而宫冷不孕、月经失调，可改善病后及产后血虚、肠燥便秘；亦能舒缓更年期妇女的不适反应。此外，并有降压、强心作用，能增强抵抗力。经药物实验证实，肉苁蓉能保护神经细胞，促进神经细胞的生长和修复，并增强其传递效益，可提高记忆力、防治老年痴呆症，并抗疲劳、提升抗压能力。

※肉苁蓉搭配高营养、低热量、低脂肪、低胆固醇的海参，以及高蛋白的排骨，能充分释放食疗效益，可舒缓压力、减缓记忆减退、降低疲劳综合症的发病率，有效调理体况、滋养肾元气，无论从事脑力族群，或是劳动人群都适合。

注意事项

一般人都合宜，尤其是经常透支体力及脑力者，以及记忆减退、初期老年痴呆症更可加强调补。但虚火旺盛、长期腹泻者则当谨慎食用。

药饮篇

山茱淫羊藿茶

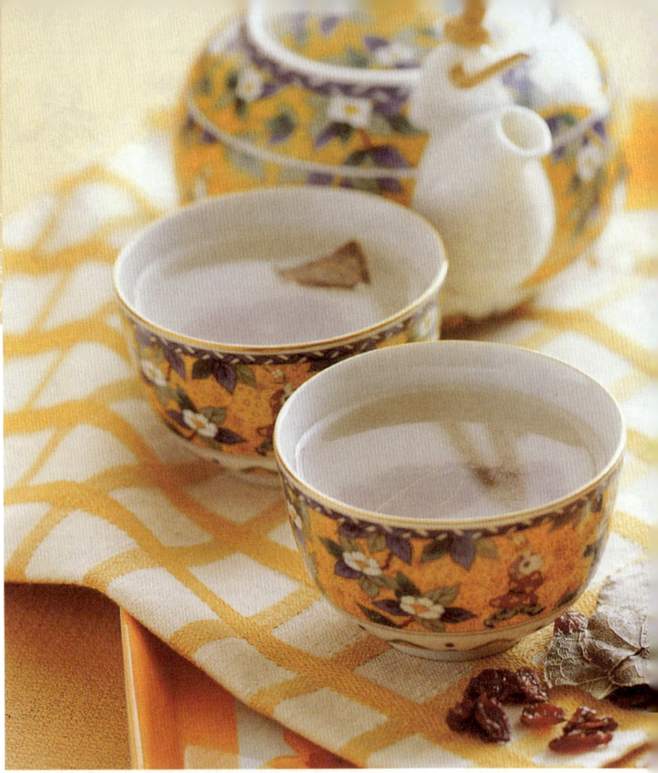

材　料　山茱萸10 g、淫羊藿5 g

做　法

1. 药材用清水快速冲净。
2. 将药材加3碗水，先用大火煮滚后，转小火煮约15分钟，去渣留汁饮用。

助肾助阳、敛止虚汗、涩精固本、强健筋骨、延缓老化

保健记事

※山茱萸性温，味甘、酸；有补益肝肾、收敛止汗、收涩精气的功效，对肝肾两虚所造成的腰酸膝软、尻骶冷麻、阳痿遗精、耳鸣晕眩、两眼昏花、小便频数、月经量多、自汗盗汗、寒热交加的情况有效。同时能利尿、降血压及抑制某些细菌的活动，对化疗及放射治疗致白细胞降低也有升高作用。

※淫羊藿又名仙灵脾，性温，味辛、甘，能补肾壮阳，强筋健骨，祛风寒湿气，具有雄性激素样作用，能兴奋性腺机能，振奋性动力，促进精液分泌，擅长调补肾虚阳痿、遗精频尿等性功能失调症，被认为是壮阳要药；对妇女月经失调、不孕症也有一定辅助疗效。

※淫羊藿煮茶或煎药并能解痹止痛，舒解风湿痹痛，尤其是下肢瘫痪疼痛及手足麻木痉挛、腰膝冷痛及筋骨痿软等症，对缓和小儿麻痹及其后遗症也有一定效果；并能祛痰止咳定喘，调降血压及妇女更年期高血压，还能增强身体非特异性免疫防卫力，提高抗病能力。

※经常服饮此茶饮，能助肾兴阳、收止虚汗，改善性功能，消除黑眼圈，并强筋健骨，避免未老先衰。

注意事项

阴虚火盛、五心烦热、性欲亢进、有梦遗者不宜饮用。

黄芪甘草金银花茶

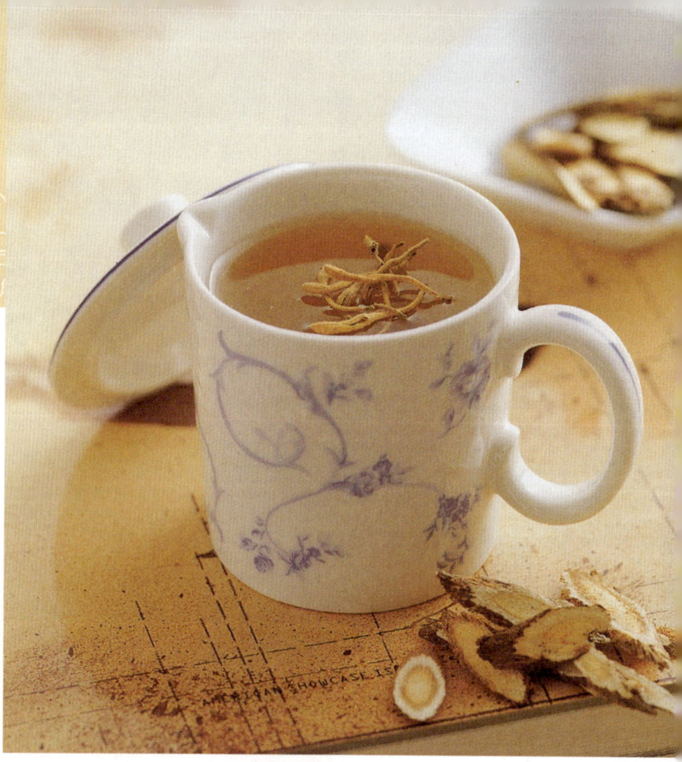

材 料 黄芪10 g、甘草5 g、金银花3 g

做 法

1. 药材用清水快速冲净。
2. 将所有药材加3碗水，用大火煮滚后，转小火煮约15分钟，即可去渣留汁当茶饮用。

保健记事

※黄芪味甘、性微温，为诸药之耆老，有类性激素作用和兴奋中枢神经系统作用，强壮效果明显，擅长补气、提高免疫力、强化肝脏解毒功能，并促生新肌助伤口痊愈，有效调理慢性虚弱性引起的劳倦、盗汗、泻泄、脱肛、小便不利、贫血等症。

※金银花性寒、味甘，具有清热解毒、疏散风热、消炎散痈、凉血止痛、利尿的作用，有“中药第一抗菌素”之美誉，可防治风热感冒、咽喉肿痛、中暑烦渴、脾湿热腹泻，并可抗溃疡。除可辅助治疗胆囊炎、乳腺炎、扁桃腺炎等，亦可外用敷贴疮疡疖肿、腮腺炎等症，可消肿止痛退烧。但脾胃虚弱者不宜常用。

※黄芪、金银花搭配甘草煮茶，常喝饮能改善元气不足、虚热烦躁，并保护呼吸系统、提振食欲，还可提升人体组织修护能力，能预防流感、消除疲劳、帮助睡眠。

调理慢性虚弱、提升组织修护能力，改善虚热烦渴、盗汗、没食欲

注意事项

体质虚寒、脾胃虚弱者不宜多喝，或将金银花减量。

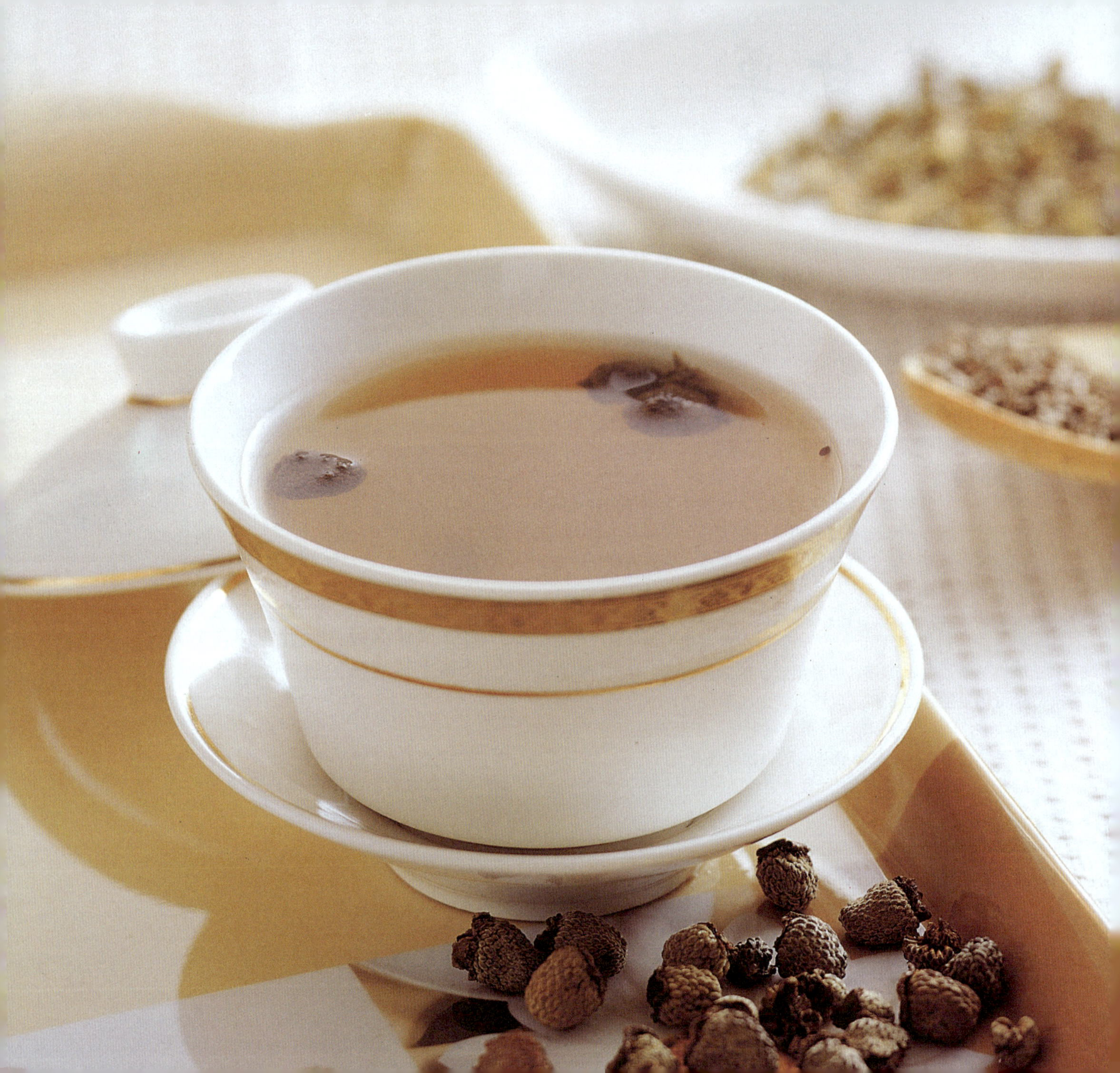

五子茶

益气固精、补充体能、
收敛摄尿、维护视力、清醒脑智

材　料 茺蔚子、蒺藜子(即沙苑子)、复盆子、车前子、菟丝子各5 g，纱布袋1只

做　法

将药材包入纱布袋中，封口扎紧，放入茶壶里，加3碗水熬茶，先开大火煮滚后，转小火煮约10分钟即可熄火，去药包留汁当茶饮用。

保健记事

※取车前子、菟丝子、茺蔚子、复盆子、蒺藜子五子煮茶，是调补肾虚、培元固本、养精蓄力之优质药饮。

※车前子擅长清热消炎、利尿消肿、祛痰止咳、止泻、明目，可减轻急性尿道炎、膀胱炎、肾炎水肿的症状，增加尿素、氯化物及尿酸的排泄，减少体内毒素，令人神清气爽、脑智清醒、眼明耳聪，并能止腹泻。

※菟丝子是滋补肝肾、益气固精、温脾止泻常用药，调理肾虚阳痿、遗精、尿频、遗尿、腰膝酸软、尻骶冷痛，补充体能，消除倦怠，改善饮食不消化、体虚常腹泻，以及两眼昏花、耳鸣重听；也能安胎，改善月经失调。

※茺蔚子为益母草之干燥果实，能活血调经、行血破瘀、利尿消肿，促体内瘀积排出；又具收敛及补益作用，调月经量多或崩漏不止，缓和产后瘀滞腹痛。亦能退烧、消眼睛红肿及高血压头痛。

※复盆子能益肾固精、收敛摄尿，调理肾虚阳痿、遗精早泄、滑精，改善夜尿、遗尿、小便频数；并补肝肾不足，维护视力，改善眼目昏糊。

※蒺藜子(即沙苑子)，能固肾暖精、抗利尿，改善遗精、早泄、遗尿、频尿及肾虚所致腰酸背痛；对虚劳引起的神经衰弱、失眠多梦、耳鸣重听亦见效。并有明目作用，治肝肾不足所致的视力减退，缓和早期老年性白内障恶化。

注意事项

最适合用来调理肾气不足，但以适量为宜，不要一次大量，孕妇则依医生嘱咐服饮。

桑螵蛸茶

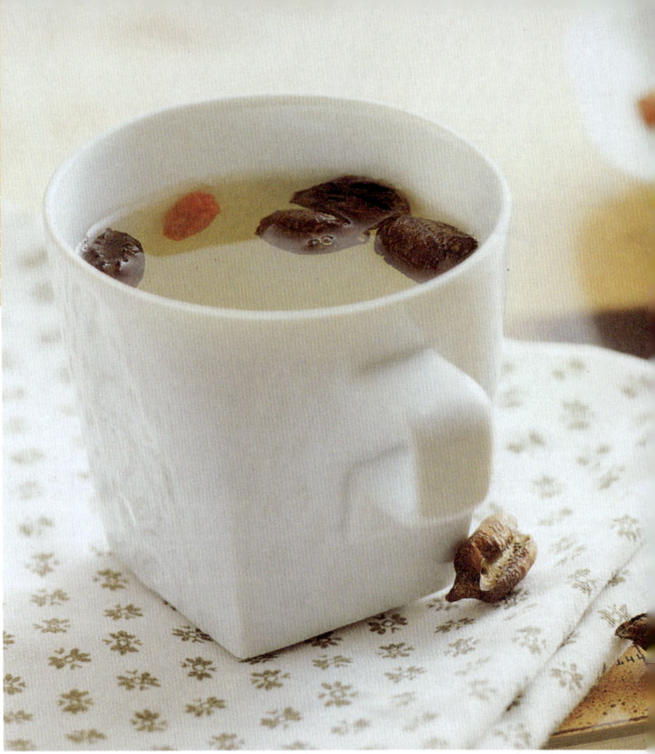

材料 桑螵蛸5 g、枸杞3 g

做法

1. 桑螵蛸用热水快速冲净。
2. 将桑螵蛸及枸杞加入2碗水，先开大火煮滚后，转小火煮约10分钟即可熄火，去渣留汁当茶饮用。

保健记事

桑螵蛸性涩、平，味甘、咸。调理肝、肾经脉循环，能补肾助阳、固精缩尿，是抗利尿、敛虚汗的常用药。调理男子肾气虚损、肾阳不足，改善遗精早泄、阳痿、遗尿、频尿、小便失禁、尿色白浊；治疗小儿夜间尿床效果亦十分明显。亦调治女性气血失调而血崩、头晕、腰酸背痛、分泌物多等妇女病诸症；并可辅助调理不孕症。

调理肝肾虚弱，补肾助阳、固精缩尿，治频尿、遗尿、夜间尿床

注意事项

小便量少而颜色赤、火气上旺者不宜饮用；阴虚火旺、膀胱有热者亦不宜；急性泌尿系统感染发炎所致的频尿亦不宜饮用。

六味地黄汁

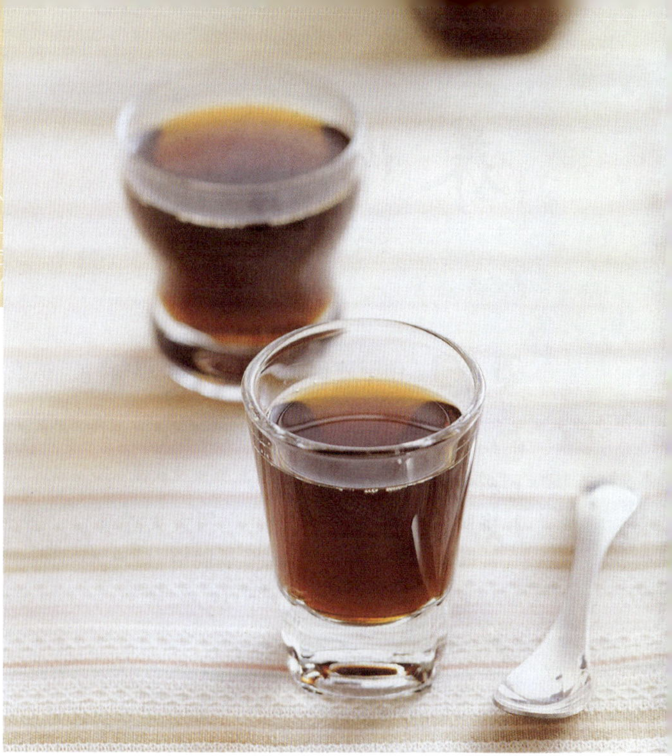

材　料 熟地10 g、山茱萸5 g、山药10 g、茯苓5 g、丹皮5 g、泽泻10 g

做　法

1. 药材用清水快速冲净，沥干。
2. 将所有药材加入3碗水，先用大火煮滚后，转小火煮约20分钟即可熄火，去渣留汁当茶饮用。

滋补肝肾、调理气血、
维护身心健康、改善性功能障碍

保健记事

※以熟地(即地黄)、山茱萸、山药、茯苓、泽泻、丹皮等药物配伍煮茶或煎药或制丸，是为汉方食疗补养药剂之首，善于补肝肾之不足，调理肝肾亏损、精气枯竭、血行滞碍而羸弱乏力，改善滑精遗精、尿血便血、足跟肿痛、腰痛脚酸、憔悴苍白、自汗盗汗、虚咳发烧、头晕目眩、耳鸣重听、下部疮疡。

※熟地滋阴补肾、促进造血、大补精血；山茱萸温顺肝气、祛逐肝风、涩精敛气；牡丹皮则泻虚火、凉血、退骨蒸之热；山药能清肺、脾虚热、补脾固肾涩精；茯苓利水去体内湿热、消水肿、使心肾交融；泽泻则利尿通畅膀胱、明目聪耳、清爽精神。

※经常饮用六味地黄汁，可兼补气血、调理肝肾，调补气血不足，改善虚弱羸瘦、心有余力不足、性功能障碍，有助闺房之乐，对提升身心健康及生活品质大有助益。

注意事项

平时即可代替茶饮，平均每天300～500 mL，可依体况调整，感觉较为疲累、体力不支、嗜睡，或是熬夜、工作量加大，都可增加饮用量。但喝了有口干舌燥、烦躁不安、难以入眠的情形则不宜再喝，以及体质实热、强壮阳气旺盛者亦不宜。

养肾汁

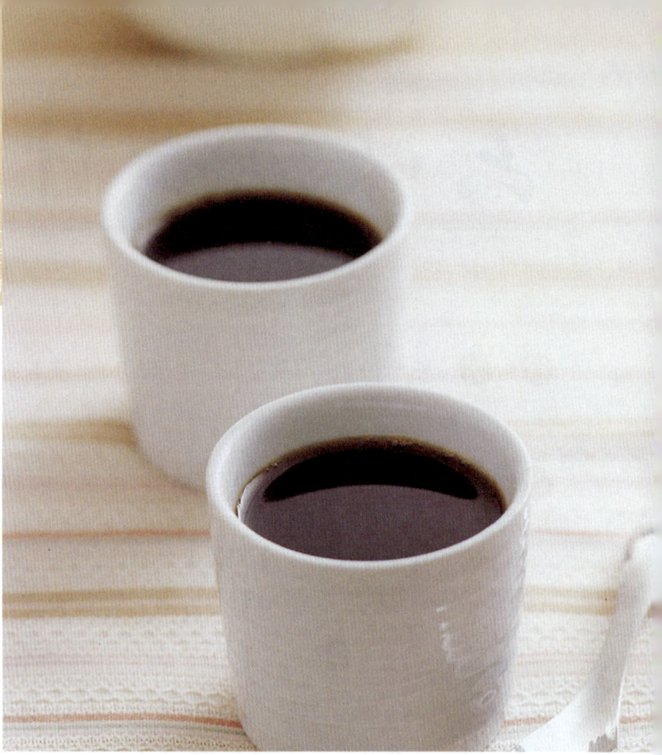

材　料　锁阳15 g、龙骨15 g、桑螵蛸5 g、茯苓10 g

做　法

1. 药材用清水快速冲净。
2. 将所有药材加入2碗水，先用大火煮滚后，转小火煮约10分钟即可熄火，去渣留汁当茶饮用。

保健记事

※“虚者补之”、“损者益之”，补阳要方肾气汁，能调补肾气之亏损，补命门火弱及元气之不足，能补肾壮阳、固精止遗、健脾暖胃，改善肾虚诸症，如阳痿遗精、小便频数、白浊、精虫稀少、腰膝酸痛、尻骶发冷、足跟痛脚踝肿、脚背胀痛、耳鸣目眩、眼睛发痒、视力模糊、眼睑乏力、腹泻等现象。

※肾气汁对妇女诸症亦见效，分泌物过多、腰膝冷痛、生理痛、经期失准、经期不止、习惯性流产，以及受孕困难、头痛头晕、尿有余沥都适宜；尤其可以缓和减轻更年期妇女的不适症状，如虚热、潮红、夜汗、头晕、眼花等。

调虚补亏，调补肾虚诸症，
提高免疫力和抗病力，
缓和更年期不适症状

注意事项

体虚、疲累、熬夜、脑力精神皆透支之际，可酌加饮用量，但性欲亢进、体质大热者不宜饮用。

龟鹿二仙胶

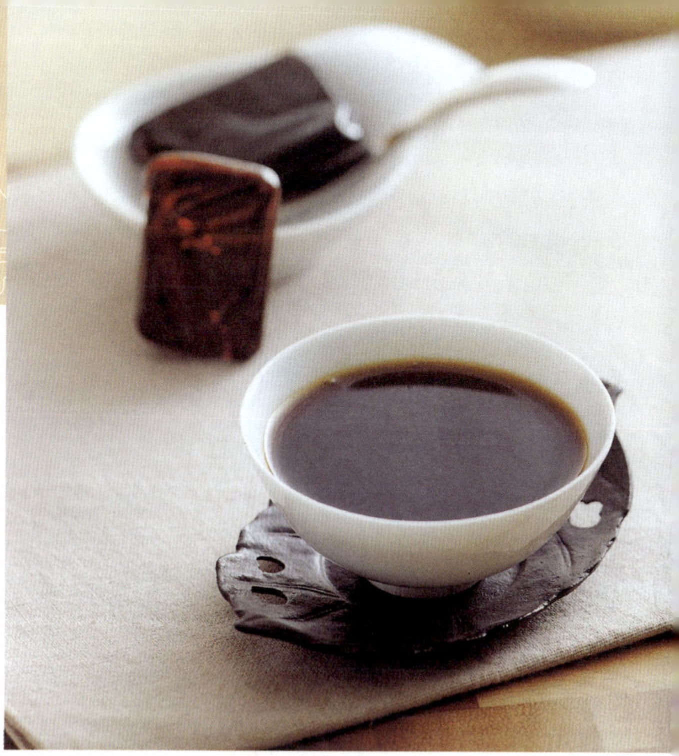

材　料　龟鹿二仙胶15 g

做　法

将龟鹿二仙胶敲碎后加入半碗水，用小火煮，边煮边拌和，直至溶化即可。

保健记事

※龟鹿二仙胶是由龟板与鹿角融合成胶，滋阴补阳之力更胜过单味的龟板或鹿角，强健效果明显，能大补气血、减轻疲劳，补体能不足，专治肾气虚乏导致遗精、月经血量多、生理期长、盗汗自汗、耳鸣重听、头晕目眩等现象。

※龟鹿二仙胶汁具滋补强身效果，能促进气血循环，调补血虚贫血；补充钙质、增进骨髓密度，预防骨质疏松症，并消弭紧张情绪，提高抗压能力；亦能减轻生理痛，缓和更年期症候群。手脚容易冰冷、畏怕吹冷气、贫血、有生理痛的人可常饮用。

※龟鹿二仙胶汁最适宜免疫力低、抗病力弱及性功能障碍者食用；此外，因富含胶质，能活化脑细胞，抑制自由基活动，可预防早衰老化，加强肌肤锁水能力，增进肌肤弹性，发挥养颜美容效果。

滋补强身、活化细胞、延缓老化、提高免疫力、消弭紧张压力

注意事项

感冒发烧痰浓、有发炎症状、经常口干舌燥、唇红肿舌苔黄厚者不宜饮用。市售龟鹿二仙胶的品质良莠不齐，建议采购正规厂家的品质才有保证。

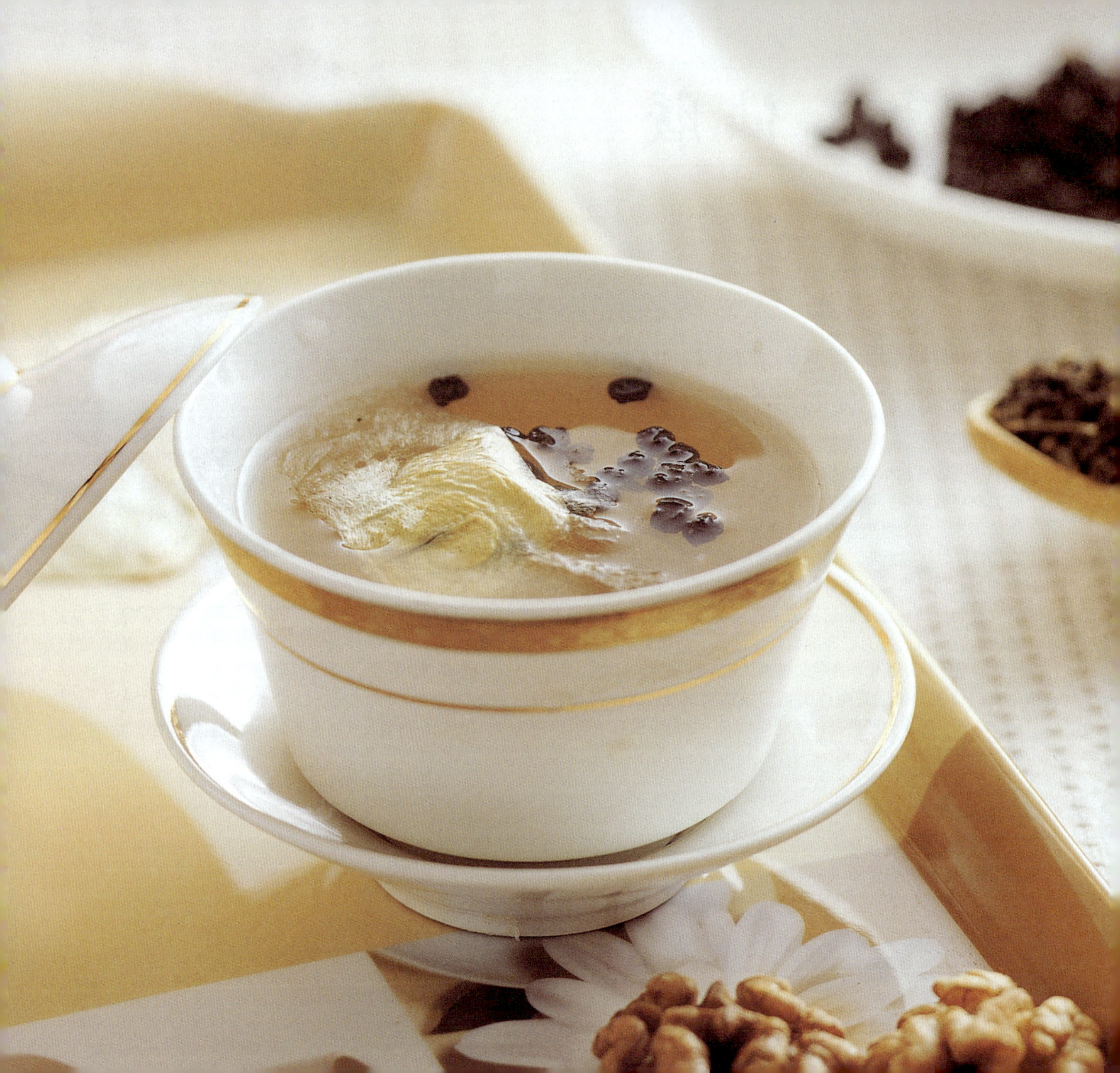

六神茶

滋补肝肾、宁神定心、集中意志、调节神经

材 料 核桃50 g、补骨脂5 g、山茱萸3 g、杜仲10 g、菟丝子5 g、五味子3 g、纱布袋1只

做 法

1. 核桃敲碎。
2. 将山茱萸、菟丝子、五味子放入纱布袋中，封口绑紧。
3. 补骨脂及杜仲用清水快速冲净。
4. 将所有材料加入3碗水，先开大火煮滚后，转小火煮约15分钟，即可去渣留汁当茶饮。

保健记事

※取核桃、补骨脂、山茱萸、炒杜仲、菟丝子、五味子煮茶，最适合肝肾虚、元神不足而六神无主、心思不宁、注意力无法集中、脑思绪凌乱的人饮用，能滋肾养肝、清神醒脑，使意志集中，并安定心神。

※补骨脂即破故纸，有补肾壮阳、固精缩尿、温脾止泻作用，调理阳痿遗精，改善遗尿频尿、腰膝冷痛、尻骶酸麻，并促进皮肤色素新生，治白斑、斑秃。

※山茱萸有补益肝肾、止汗濇精、补血养血等强壮作用，另有改善遗精、月经过多、自汗盗汗、耳鸣重听、腰膝酸痛、小便频数，并有降血压效果。

※杜仲有滋补肝肾、强筋健骨、安胎作用，改善肾虚腰膝酸痛、筋骨痿软、无法久站走远，并抑制子宫收缩，止妊娠出血、胎动不安。杜仲还能活化身体免疫功能，助扩张血管，降低血压和胆固醇。用炒杜仲滋补效益更加强。

※五味子酸苦甘辛咸五味兼具，所以对五脏都有补益。收涩作用明显，善治梦遗遗精、遗尿频尿、久泻不愈、自汗盗汗不止；并能生津止渴、安心宁神，调节神经衰弱、失眠、心悸、气喘、口干舌燥等现象。

注意事项

一般人都适用，上述症状严重者可酌加饮用量，但仍以适量为要。

药酒篇

长春万寿药酒

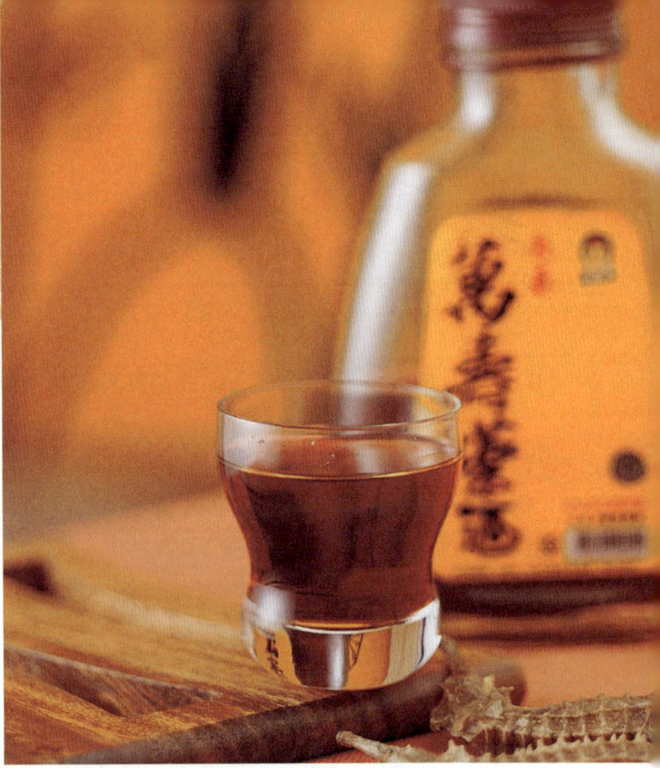

材　料　黄芪75 g，茯苓35 g，茯神75 g，当归45 g，陈皮35 g，熟地45 g，枸杞35 g，杜仲、川芎、防风、续断、沙参、白芍、秦艽、前胡各35 g，五味子、羌活各30 g，麦芽糖50 g，无盐米酒3 000 mL

做　法

将所有的药材及麦芽糖放入干净的密封罐中，倒入米酒浸泡，封盖约2个月即可。

保健记事

※万寿酒10余味高贵药材，以优质纯酿米酒浸渍酿造，药依酒势，更能使其药效充分被人体吸收利用。

※万寿酒适合男性饮用，可以通达任督二脉、提振精力，调理男性肾虚元阳不足。长期饮用，可促进新陈代谢、调节内分泌、增进经脉气血循环，并可舒压解忧、强健筋骨、强化意志、延缓老化、乌发、填补精髓、提高工作效率。

※每天早、晚各饮20～30 mL，于早餐后30分钟及睡前服饮，斟酌个人的状况增减剂量，冬天可加量。也适合取来烹调养生食疗料理，可调理男性房事不力、性功能衰退、精神委靡、 体力不支、耳鸣耳背、虚汗怕冷，并改善精子品质，有益受孕。

调补精气不足，提振体力，延缓老化，强化意志

注意事项

阴虚火盛、五心烦热、性欲亢进、有梦遗者不宜饮用。

玫瑰美颜药酒

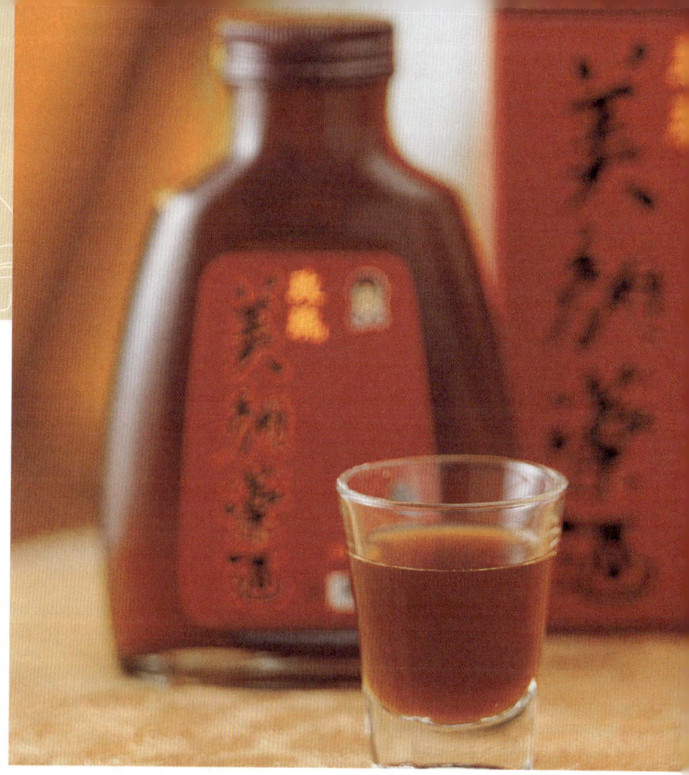

材　料　荷花18 g，玫瑰花、荷叶、莲子、芡实、山楂各16 g，冬瓜子15g，藕节、薏仁各14 g，荷叶蒂11 g，酸枣仁9 g，人参、蒲黄各10 g，肉豆蔻、丁香各3 g，麦芽糖5 g，无盐米酒3 000 mL

做　法

将所有的药材及麦芽糖放入干净的密封罐中，倒入米酒浸泡，封盖约2个月即可。

养颜美容、调节内分泌、改善妇女病，并调整体质

保健记事

※玫瑰酒以10余种高贵药材，以优质纯酿米酒浸渍酿造，充分释出的有效药效，借着酒气可遍循周身，完全被人体吸收利用；这是适合女性饮用的美颜养命酩品。

※女性生理不顺、四肢冰冷、畏怕冷气、脸色萎黄或苍白、肌肤干枯不盈润、发质焦枯易脱发，经常饮用可调节内分泌，改善多种妇女病，调理经带，并舒缓更年期征候群；同时可润泽肌肤、增添光采、消弭细小皱纹，也能提升抗病力、增强抗压力、帮助睡眠。

※每天早、晚各饮15～25 mL，于早餐后30分钟及睡前服饮。斟酌个人的状况增减剂量，冬天可酌加服用量；也适合取来烹调养生料理，用来烹调月子餐，更可帮助产后妈妈快速恢复体力，祛除腰酸背痛、手脚肩背冰冷，并改善虚弱体质。

注意事项

此酒适合女性补养调理，但肝病、肾病、心脏病、高血压、肠胃溃疡患者不宜，孕妇则要依专业医师指示，谨慎服用。

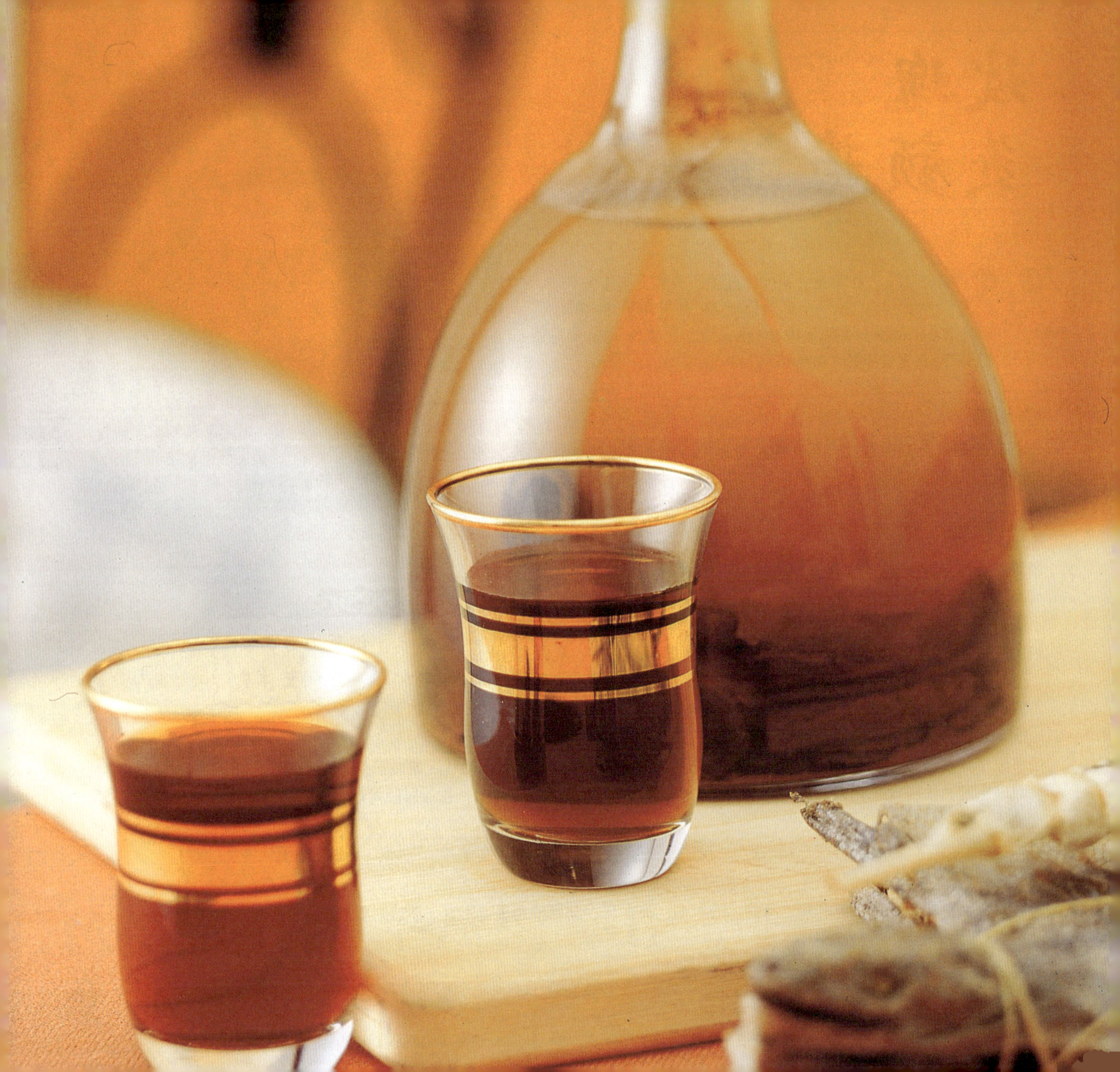

蛤蚧滋肾酒

补虚益精、固本培元、调理肾虚、滋补肺弱、有效改善体质

材　料　蛤蚧1对、龟板150 g、海龙1对、海马1对、鳖甲50 g、无盐米酒3 000 mL

做　法

将所有的药材放入干净的密封罐中，倒入米酒浸泡，封盖约2个月即可。

保健记事

※蛤蚧即大守宫，性平味咸。以蛤蚧为君药泡酒，更借酒力运行周身，使药效充分发挥，能润肾助阳、益精固元，尤其擅长摄纳肾气，调补肾虚，对阳痿滑精、肾气亏虚而气喘、小便频数、面浮肢肿、动则汗出、腰腿酸痛有效。又有滋阴补肺、止咳定喘作用，疗治虚劳咳嗽、肺痨咯血、肺虚咳喘等症。亦适合调理久病衰弱、神经衰弱、慢性支气管炎等。

※蛤蚧酒取蛤蚧、龟板、海龙、海马、鳖甲等补阳振阳药物，以优质纯酿米酒浸渍，饮用以调补肾虚、体虚；药借酒势，酒倚药功，经常服饮能充分吸收利用药效，发挥滋补强壮、调整体质的效果。

※年轻族群经常熬夜，用脑过度，或房劳伤肾，体力透支，蛤蚧酒固本培元，调补效果甚佳；对银发族肺肾虚而造成的咳喘，久病体虚及慢性支气管炎、咳喘难断根等疗效亦佳；但因外感风寒而喘嗽者则不宜。

注意事项

自行泡制任何药酒，应注意：

1. 所用药材无需水洗。
2. 选用透明玻璃容器，要确实擦干净并拭干水分。
3. 选用米酒或高粱酒来浸泡。
4. 浸泡后要确实密封，并放置在阴凉干燥通风的处所。
5. 要贴上浸泡的日期标签。
6. 每隔2～3天要将酒罐稍微摇晃，让药酒汁成分均匀。
7. 开封后取用药酒汁务必以干净、干燥的匙器舀出，以免整罐发霉。

【附录篇】

简易养肾体操

掉尾强腰肾式

打躬聪耳除腰酸式

抱龟昂首固肾式

韦陀献杵强身式

三盘落地养肾式

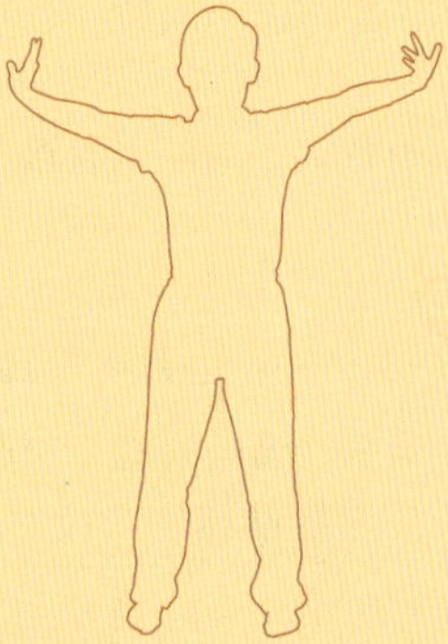

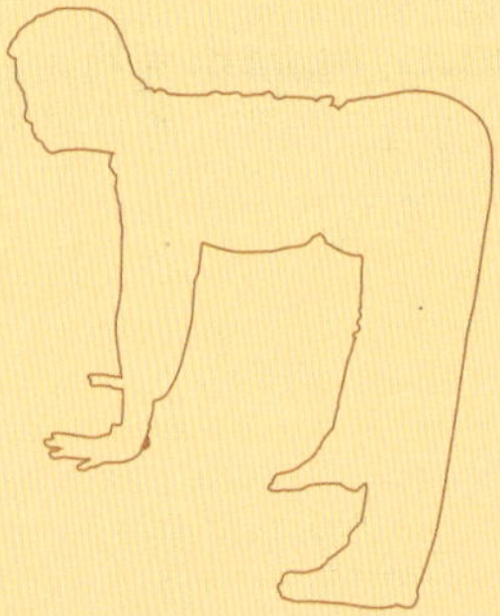

益肾穴道按摩

太溪穴

然谷穴

涌泉穴

【简易养肾体操】

三盘落地养肾式

{歌诀}

上腭坚撑舌、张眸意注牙，足开蹲似踞、掌握天门上，双肘用力处、千斤重有加，瞪睛兼开口、起立脚无斜。

{动作}

1. 舌尖顶住上牙内缘的牙龈，眼睛张大，将意志灌注在舌尖撑牙的动作。
2. 双脚站开，稍比肩宽；脚尖呈内八字，脚趾扣地。
3. 缓缓蹲下，维持背脊挺直，动作犹如狮虎蹲坐盘踞之气势。
4. 双手交错握拳，上举至头顶上；臂肘用力犹如要举千斤顶之势。
5. 瞪大眼睛，张大口，采自然呼吸，鼻子吸气嘴巴吐气。
6. 维持3～5分钟，将手缓缓放下，慢慢起身，双脚并用力挺直，待呼吸平顺，全身筋骨肌肉放松后，再活动手足身躯。
7. 初学时期不必勉强要求操作时间的长短，可以渐进地延长蹲踞的时间至10～15分钟。

{功效}

温肾助阳、固精养元、聪耳明目，促进脑髓、颈项、背脊、腰尻至膝脚一贯的气血循环及代谢功能，是刺激肾经脉、滋养肾精气、调节性功能障碍的代表性动作，可以减轻腰酸背痛、腰膝冷痛，改善阳痿遗精、子宫虚冷、头晕目眩、夜尿频多、盗汗多梦、失眠健忘等现象。持之以恒操作，使人精神抖擞、意志力集中、提升睡眠品质、提高工作效率，并增进闺房之乐，提高受孕几率。

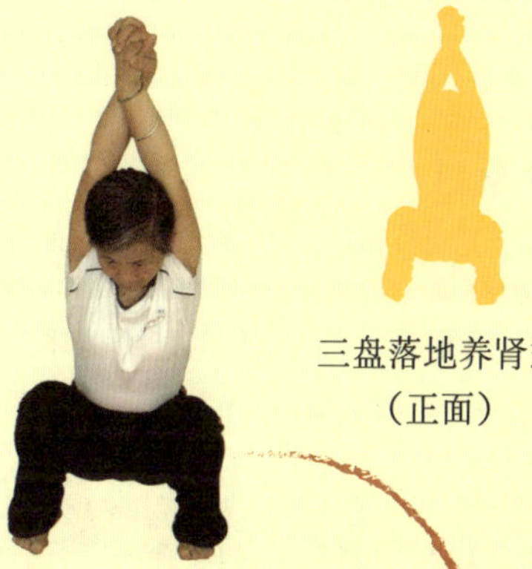

三盘落地养肾式
（正面）

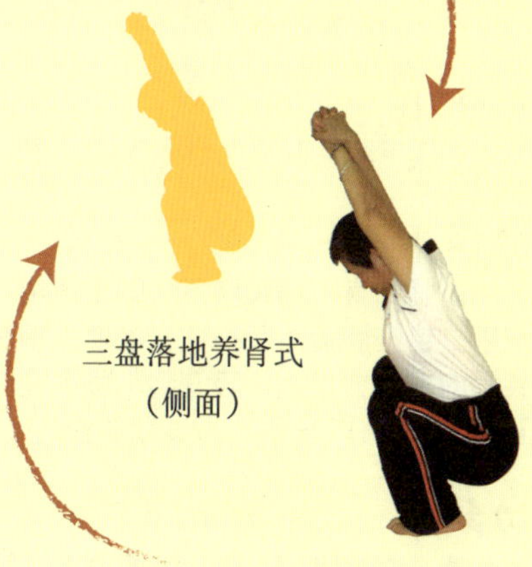

三盘落地养肾式
（侧面）

【简易养肾体操】韦陀献杵强身式

{歌诀}

足趾抓地、两手平开、心平气静、目瞪口呆。

{动作}

1. 两脚站开，与肩同宽。脚趾紧扣地板，双手张开成水平状。
2. 瞪大眼睛、张大嘴巴；鼻子吸气至腹部再由嘴巴缓缓吐气。
3. 心情保持宁静，维持动作3～5分钟后，慢慢放下双手。
4. 随时随地都可以操作。

{功效}

养肾益肝，调脾理胃；促进全身气血循环和新陈代谢，增强肾机能，有效排出代谢后废物，维持体内健康环境。并矫正脊椎和骨盘，减轻腰酸背痛、膝盖无力、尻骶发冷之现象；同时能顺畅呼吸、清醒脑智、集中注意力。

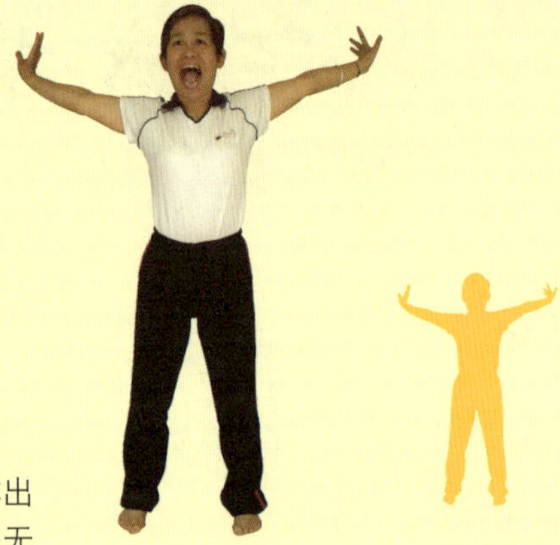

韦陀献杵强身式

【简易养肾体操】抱龟昂首固肾式

{歌诀}

两脚并拢缓下蹲、双手交错环膝下，颈肘齐力背自平、伸颈昂首吐龟息。

{动作}

1. 两脚并拢站直，缓缓蹲下，脚趾紧扣。
2. 双手交错在膝盖下环抱住；颈项、手肘灌注力量，保持腰背挺直。
3. 头颈向前上方昂起，吸气到小腹再吐出，像乌龟吐纳又深又长。
4. 至少维持动作5分钟，再缓和放松后起立，慢慢回到站立姿势。

{功效}

强肾固精、滋补肾阳。改善肾虚力乏、尻骶发冷、膝脚无力、肩颈酸痛、腰酸背痛、频尿遗尿；同时能使心神专注，减轻恐慌、心悸，缓和精神恍惚。经常操练能充盈肾精气，令人神采奕奕，行动敏捷。

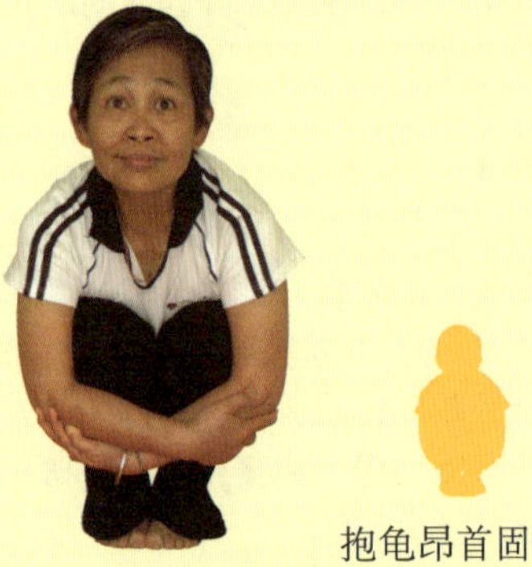

抱龟昂首固肾式

【简易养肾体操】打躬聪耳除腰酸式

{歌诀}

两手齐持脑、垂腰至膝间，头微探胯下、口更啮牙关，掩耳教聪塞、调元气自闲，舌尖还抵颚、力在肘双弯。

{动作}

1. 两脚站开与肩同宽，双手掌心掩住耳朵，十指张开护住后脑；或以拇指掩住耳洞，其他指头张开护住后脑。
2. 弯腰，头部尽量靠近两膝盖之间；并咬紧牙关，舌尖顶住上牙内缘。
3. 双肘用力，双掌密贴住耳朵；腹式呼吸自然调息，让心情平静。
4. 至少维持动作5分钟，再缓和回到站立姿势。

{功效}

肾脏的外合孔窍为耳朵，此招式能聪耳明目，强化腰肾伸张力，改善耳鸣、耳听力减退、暂时性听觉障碍，并促进腰背神经及经脉气血循环，减轻腰背、尻骶不适，防范性功能障碍。兼有乌发、防止大量掉发、改善头晕目眩的效果。

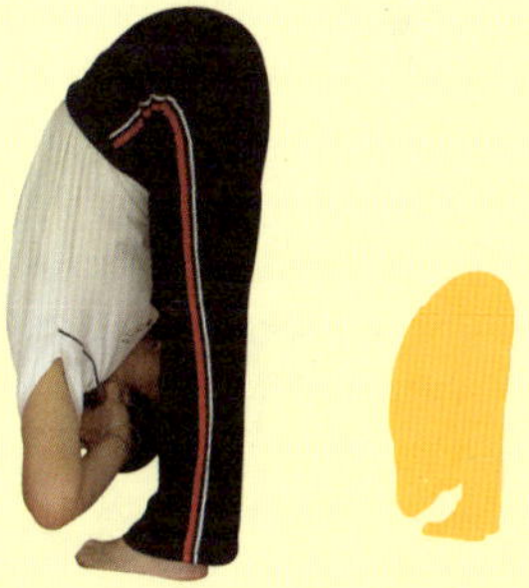

打躬聪耳
除腰酸式

【简易养肾体操】掉尾强腰肾式

{歌诀}

膝直膀伸、推手至地，瞪目昂头、凝神意志。

{动作}

1. 两脚站开与肩同宽，膝盖撑直，脚趾扣地。
2. 身体向前躬屈，腰背维持水平状态。
3. 双臂伸直接近地面，手掌与手腕成90度角，掌心向下。
4. 头颈向上昂起，吸气至丹田，再缓缓吐出。
5. 意念凝聚，专心致志，不胡思乱想。
6. 至少维持动作5分钟，再缓和回到站立姿势。

{功效}

养肝益肾、强健筋骨、安心宁神、灌注全神，改善气血两虚、脸色萎黄、失眠健忘、四肢乏力、腰膝酸软、四肢不温、头晕目花。能调整不良姿势，舒缓弯腰驼背引起的腰酸背痛，并顺畅肾精脉循环、蓄养肾精气。

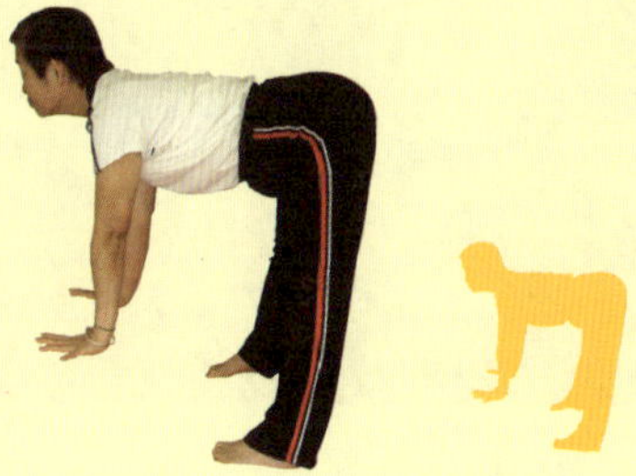

掉尾强腰肾式

【益肾穴道按摩】

涌泉穴

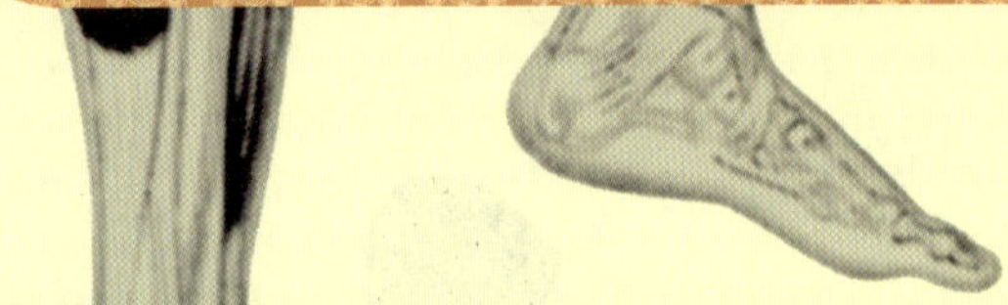

{穴位}

在脚底中线，脚趾屈趾时凹陷处，约在脚板(去掉脚趾)前1/3与后2/3的交点。

{功效}

调理肾精气不足、性功能障碍，改善头痛头晕、耳明目眩、口干舌燥、肾虚便秘、小便不利，缓减脚背肿痛。亦能减轻缓和女性生理期不适症状。平日经常按摩此穴区，可促进肾经脉循环，防范肾虚引起的不适症，令人信心十足，昂首阔步，行事果断。

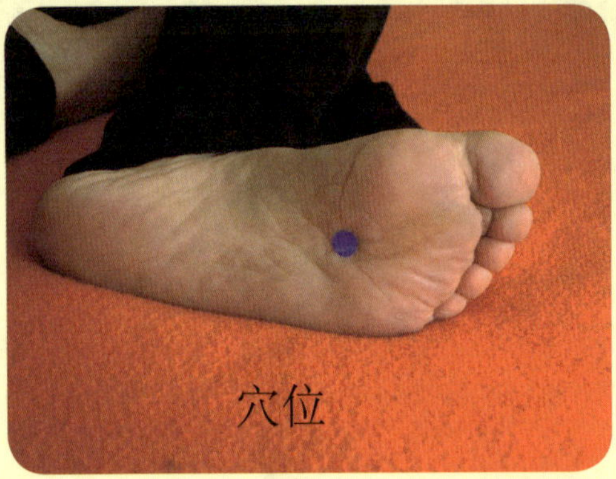

穴位

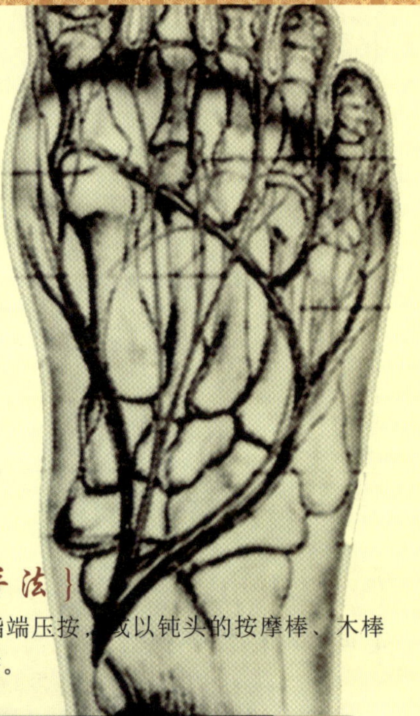

{按摩手法}

以手拇指指端压按，或以钝头的按摩棒、木棒等施力压按。

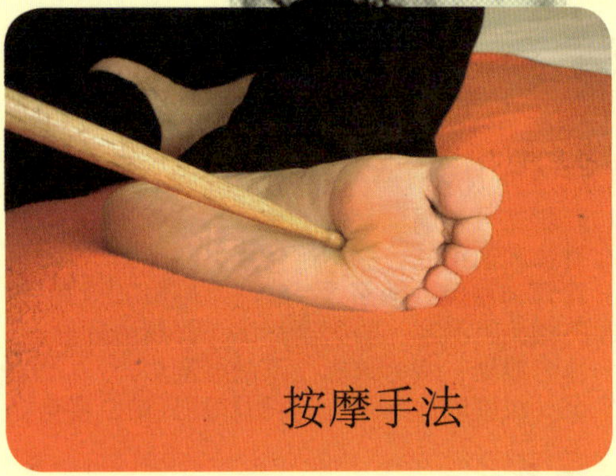

按摩手法

【益肾穴道按摩】

然股穴

{ 穴位 }

在脚内踝前下方，约在脚弓上缘凹陷处。

{ 按摩手法 }

以手拇指指端压按，或以钝头的按摩棒、木棒等施力压按。

{ 功效 }

强肾固精、消肿止痛、调理经带。改善肾经脉循环障碍，调治遗精早泄、月经失调、经痛、腹泻，并消减肾病脚部水肿胀痛。经常按摩此穴区，可促进足部经脉的气血循环，强健腰脊膝脚，维护肾机能。

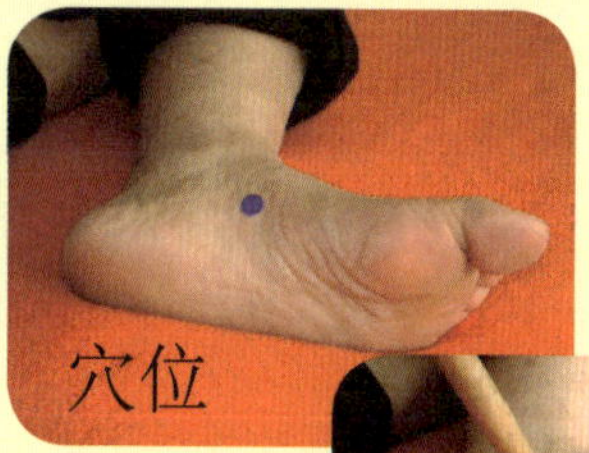

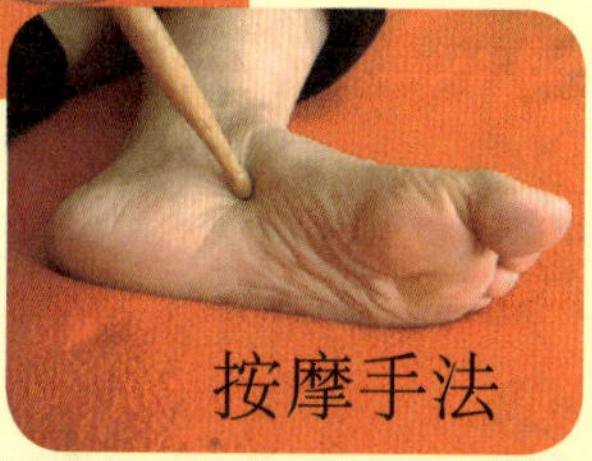

【益肾穴道按摩】

太溪穴

{ 穴位 }

在脚内踝与跟腱(阿基力士腱)之间凹陷处，与内踝的高点平行。

{ 按摩手法 }

以手拇指指端抓按，或以钝头的按摩棒、木棒等施力压按。

{ 功效 }

滋补肾气、调节体内水液循环，消除足部水肿，改善遗精阳痿、月经失调、小便频数、腰脊酸痛、脚跟疼痛，并缓和头晕目眩、耳鸣耳背、口渴口干，并提高睡眠品质。经常抓按此穴区能大大提高脚力，防治足部水肿，进而保健膝盖、腰尻、脊椎，并防治性功能障碍，提高生活品质。

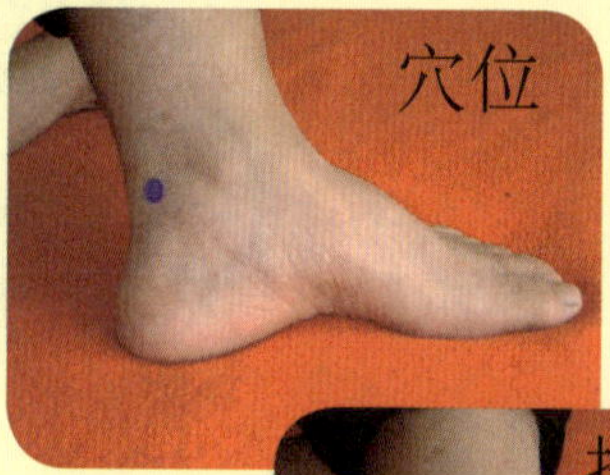

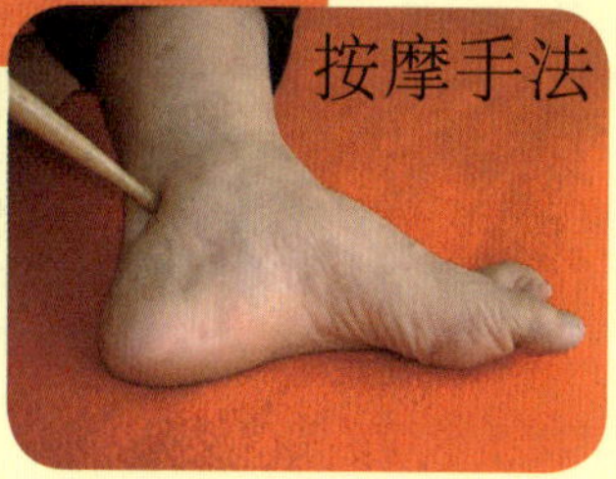

【养肾好药材】

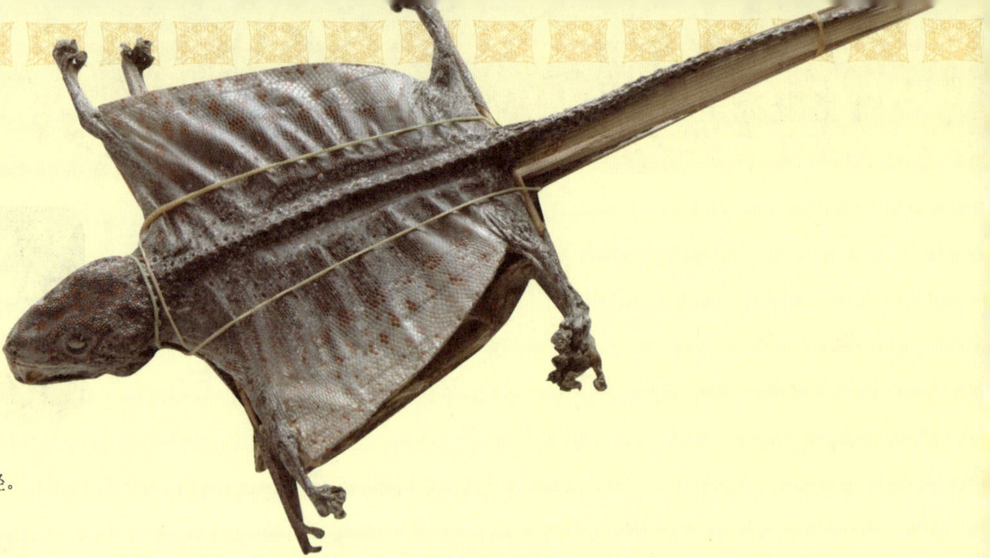

蛤蚧

{性味归经}

性微温，味咸。归肺、肾经。

{主治功效}

助肾阳益精血，补肺气定喘嗽。有雄性激素样作用，可调理精血虚损、精虫不足、阳痿、性机能减退；并润肺补气，平喘抗炎，降低血糖，对久嗽虚喘有效。能提高自由基代谢的活性，增强免疫功能，并有抗衰老作用。

{注意事项}

疗治喘咳不宜浸酒，反刺激呼吸道；补肾壮阳则非常适合浸酒服用。

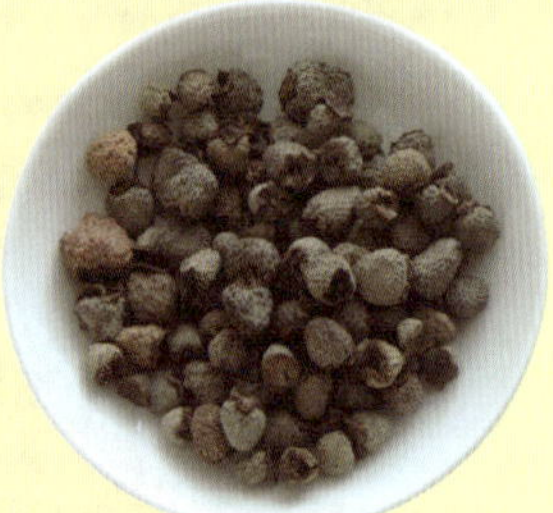

覆盆子

{性味归经}

性微温，味甘、酸。归肝、肾经。

{主治功效}

益肾固精、收敛摄尿。辅助调理肾虚阳痿、遗精早泄、滑精。同时顾名思义，抗利尿，能将尿盆复盖不用，专治遗尿、小便频数、夜尿。还能补肝阳不足，改善眼目昏糊、目视不清。更具有抑菌作用。

{注意事项}

肾虚有火、小便短涩者慎服。

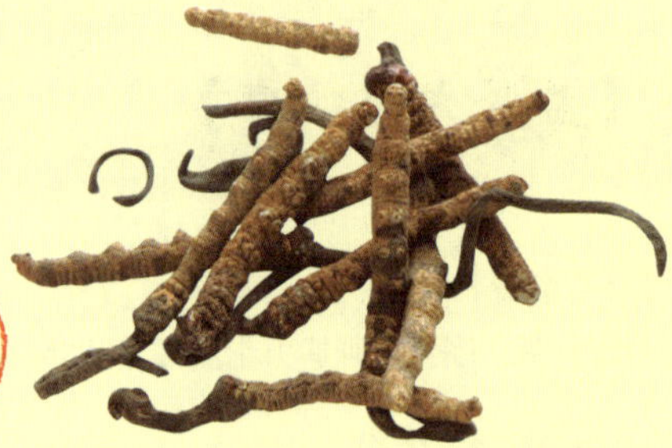

冬虫夏草

{性味归经}

性平、味甘。归肺、肾经。

{主治功效}

是补肾阳之圣药，刺激男性荷尔蒙分泌，有效促进性活力，治阳痿遗精、腰膝酸痛乏力、盗汗、耳鸣、晕眩。亦调理女性生理循环，提高受孕率，改善更年期潮热、虚汗、失眠等。能增强免疫力，平喘、止咳化痰。并抗慢性疲劳，舒缓紧张、焦躁。

{注意事项}

发烧喘咳或外感风寒时不宜。

海马

{ 性味归经 }

性微温，味甘、咸；归肝、肾经。

{ 主治功效 }

具有补肾壮阳的功用，能提升机体抗病力。治肾气虚弱所引致之腰膝酸软、阳痿、遗尿、夜尿频繁，以及妇女体虚白带分泌多、子宫虚冷不孕、虚喘等；又能活血去瘀，缓解跌打损伤瘀青肿痛。

{ 注意事项 }

孕妇、脾胃虚弱、外感风邪发烧者不宜。服用期间禁食生冷食物。

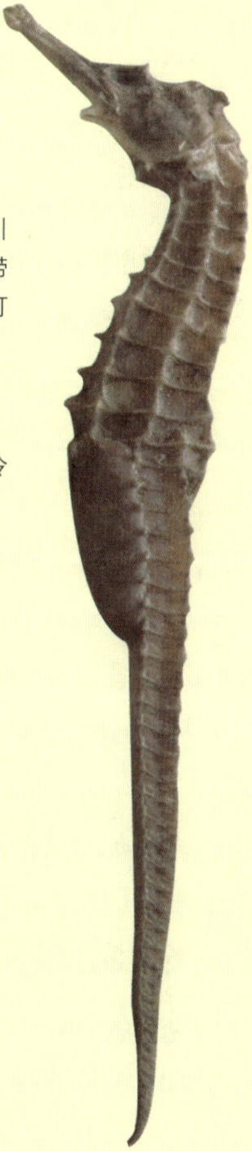

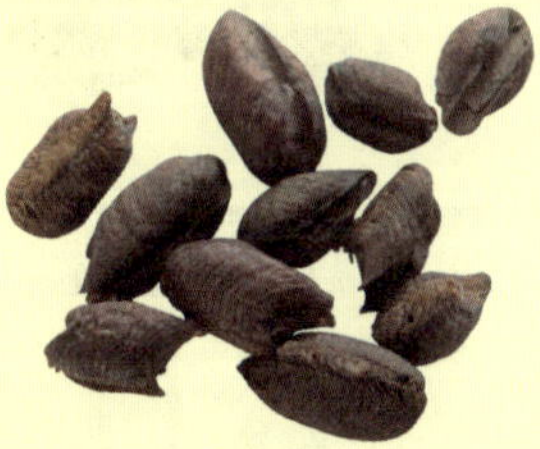

桑螵蛸

{ 性味归经 }

性涩、平，味甘、咸。入肝、肾经。

{ 主治功效 }

补肾助阳，固精缩尿，是抗利尿、敛汗的常用药。调理男子虚损、肾阳不足的遗精早泄、阳痿、遗尿频尿，对小儿夜尿亦见效。亦治女性血气失调而头晕、腰酸、带下等症。

{ 注意事项 }

小便少而颜色赤、火气上旺者忌用。本品宜炙用，生用可能引起腹泻。

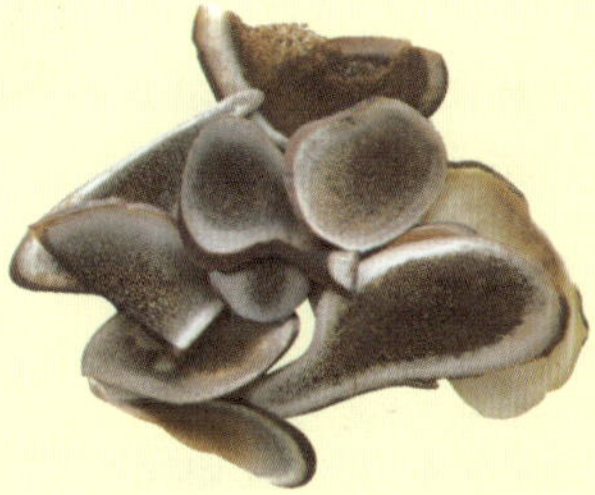

鹿茸

{ 性味归经 }

性温，味甘、咸。归肝、肾经。

{ 主治功效 }

含有大量的激素和催情素，能补阳益血、生精补髓、强筋健骨。具有类性荷尔蒙的作用，能增强生殖能力，有天然“威而钢”的效益；并调理女性不孕、血虚、冷感、手足冰冷。另能促进细胞新陈代谢，提高免疫力，抗氧化，防早衰。

{ 注意事项 }

肺炎痰浓、胃火、舌红苔黄腻、发烧时不宜。

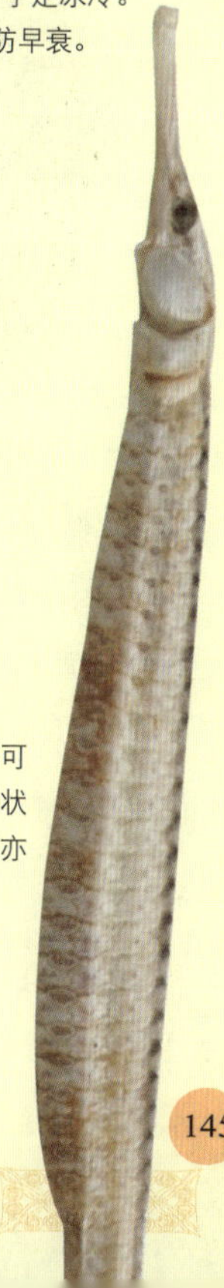

海龙

{ 性味归经 }

性微温，味甘、咸。归肝、肾经。

{ 主治功效 }

滋养、强壮效果佳，能滋阴温肾壮阳，去瘀散结消肿，亦可调节高血压，擅长调治阳痿，消肿淋巴结核，亦能缓和甲状腺肿，并增强全身抵抗力；对跌打损伤造成的瘀肿乌青亦有效。

{ 注意事项 }

外感风寒时，以及肠胃虚弱习惯性腹泻的人不宜。

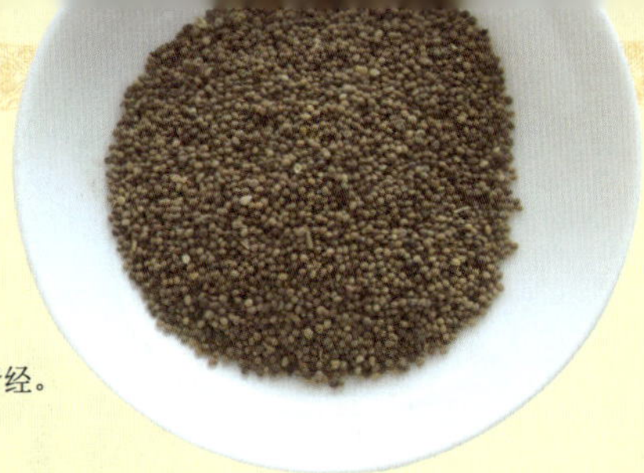

菟丝子

{ 性味归经 }

性平，味辛、甘。归肝、肾经。

{ 主治功效 }

滋补肝肾、益气固精、温脾止泻。调理肾虚阳痿、遗精、尿频、遗尿、腰膝酸软。补充体能，消弭倦怠，改善饮食不化、脾虚久泻，以及两眼昏花、耳鸣耳背。并安胎止胎动、先兆流产，改善月经不调或量少。

{ 注意事项 }

血虚火热、便秘、小便短赤者慎用。

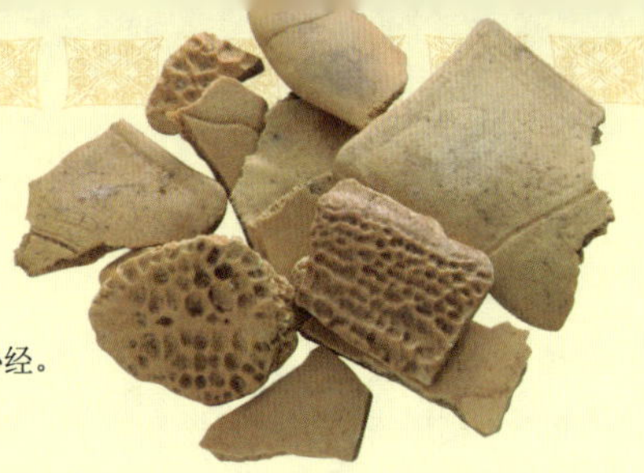

龟板

{ 性味归经 }

性微寒，味咸、甘。归肝、肾、心经。

{ 主治功效 }

益肾健骨、补心养血、养肝潜阳，改善盗汗遗精、筋骨痿软、腰膝酸痛、头痛晕眩，并治心虚惊悸、失眠健忘、手足抽搐。对女性崩漏出血、月经过多有效，并能提高机体抗癌的能力，以及小儿发育迟缓等症。

{ 注意事项 }

脾胃虚寒者不宜，孕妇慎服。

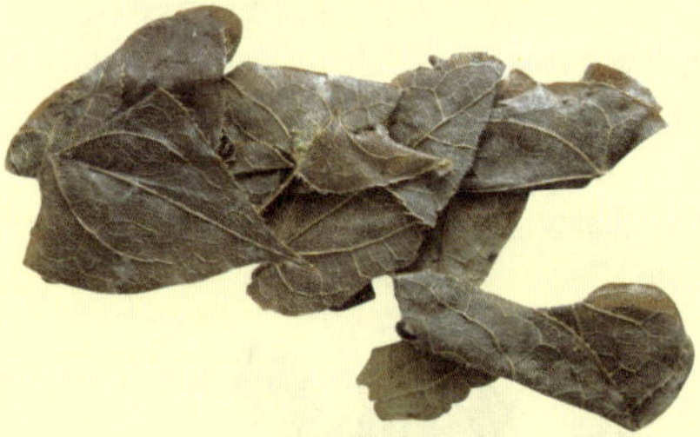

淫羊藿

{ 性味归经 }

性温，味辛、甘。归肝、肾经。

{ 主治功效 }

补肾壮阳，强筋健骨，祛风寒湿；调补肾虚阳痿、遗精频尿、腰膝冷痛等症。并解痹止痛，舒解风湿痹痛、手足麻木痉挛、筋骨痿软，对缓和小儿麻痹及其后遗症有一定效果。亦能调降妇女更年期高血压。

{ 注意事项 }

阴虚火盛、五心烦热、性欲亢进有梦遗者忌用。

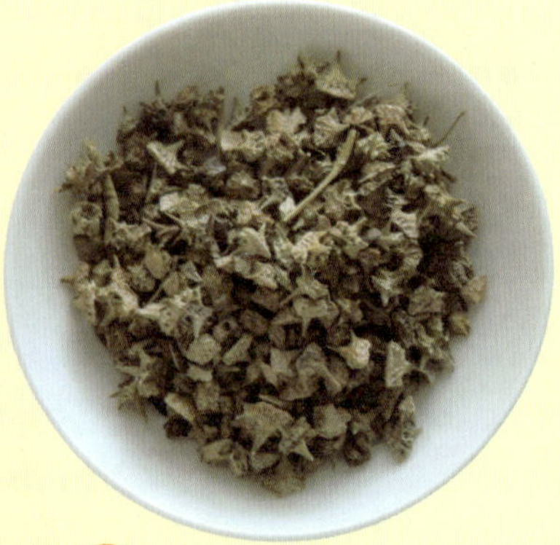

蒺藜

{ 性味归经 }

性平，味苦、辛。归肝经。

{ 主治功效 }

蒺藜子又称刺蒺藜、白蒺藜，能平肝风、解抑郁，并活血祛风、明目、止痒。可改善头痛眩晕、胸胀满闷痛、乳闭胀痛、乳痈乳腺炎、眼睛红赤肿痛；并缓和风疹瘙痒。

{ 注意事项 }

气血虚弱及孕妇谨慎食用。

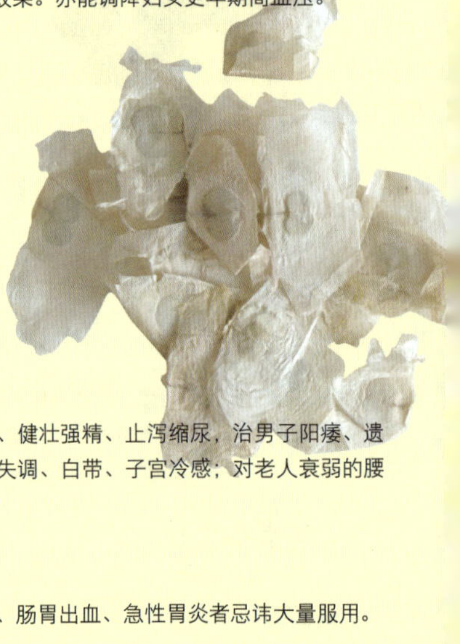

破故纸

{ 性味归经 }

性温，味辛、苦。归脾、肾经。

{ 主治功效 }

又名补骨脂。有雄激素样作用，能补肾助阳、健壮强精、止泻缩尿，治男子阳痿、遗精、频尿、遗尿、腰膝冷痛，以及女子月经失调、白带、子宫冷感；对老人衰弱的腰痛、遗尿、小便频数、慢性腹泻等亦见效。

{ 注意事项 }

阴虚火旺、便秘者忌用。孕妇、有流产迹象、肠胃出血、急性胃炎者忌讳大量服用。

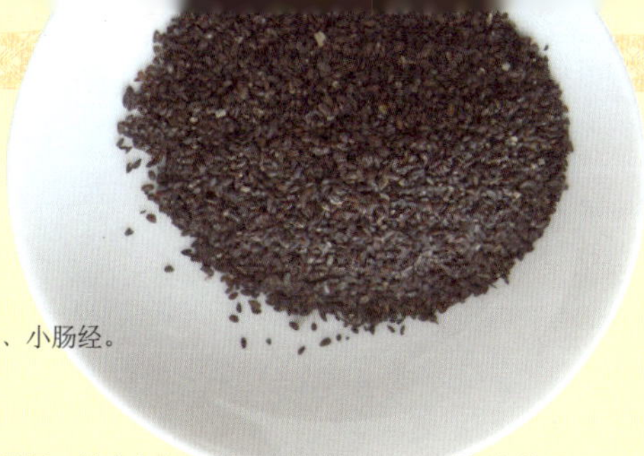

车前子

{ 性味归经 }

性寒，味甘。归肝、肾、肺、小肠经。

{ 主治功效 }

清热消炎、利尿通淋、止泻明目、祛痰止咳。利尿消肿效果佳，可减轻急性尿道炎、膀胱炎、肾炎水肿，增加尿素、氯化物及尿酸的排泄，并能止腹泻；还可消炎止痛及祛痰止咳作用，治目赤肿痛、眼目昏花。

{ 注意事项 }

肾虚精滑者、孕妇忌用。

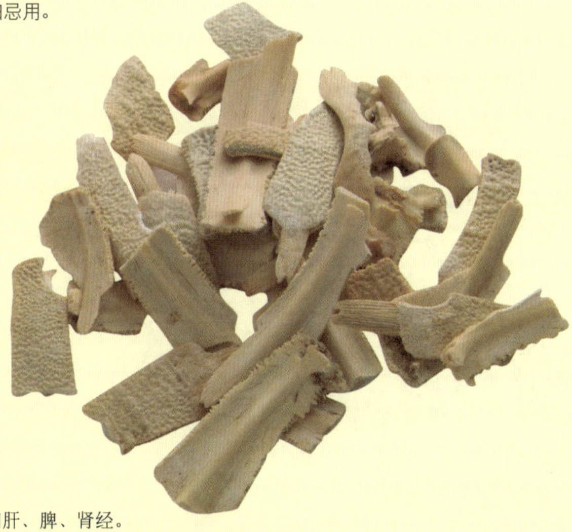

鳖甲

{ 性味归经 }

性微寒，味咸。归肝、脾、肾经。

{ 主治功效 }

有强壮、滋养、镇静、补血作用，能增进体能，减轻疲劳，缓解虚劳烦热，骨缝关节发热、腰背酸痛；又能收敛理血，调理月经过多、崩漏。并可散结消痞，舒缓慢性肝炎，辅助调理肝硬化、脾肿大。

{ 注意事项 }

胃弱泄泻、消化不良者不宜；鳖甲会抑制肾火，阳痿性欲低者忌用；又能动胎气，孕妇亦忌用。

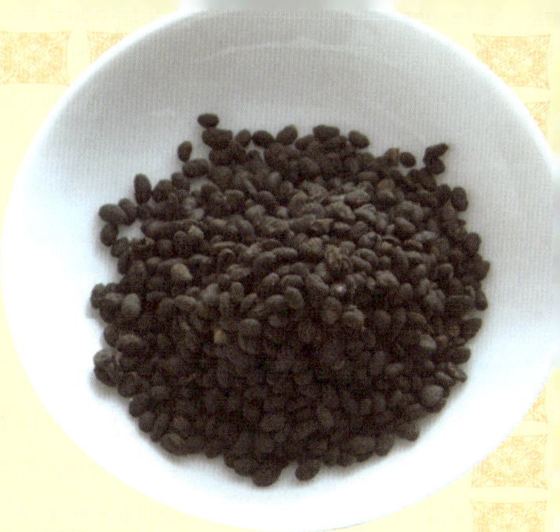

五味子

{ 性味归经 }

性温，味酸、甘。归肺、心、肾经。

{ 主治功效 }

敛肺滋肾、补肾宁心，生津止汗、涩精止泻。改善滑精尿频、久嗽虚喘、口渴、虚汗、心悸、失眠健忘、久泻不止。也可改善肝功能，缓和神经衰弱及皮肤过敏，并促进新陈代谢，提高人体防御及抗癌能力。

{ 注意事项 }

外感风邪发烧未解、麻疹初起者忌用。

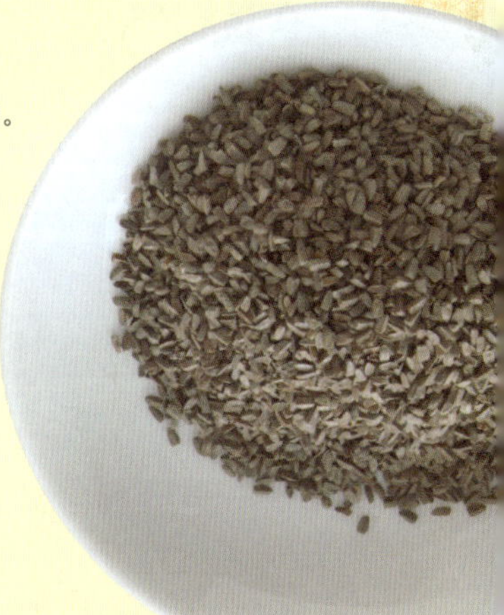

茺蔚子

{ 性味归经 }

性微寒，味甘。入心包、肝经。

{ 主治功效 }

为益母草的干燥果实。活血调经、行血破瘀，能利尿消水肿，促体内瘀积排出；又具收敛及补益作用，止月经量多或崩漏不止，缓和产后瘀滞腹痛。亦能解风热发烧、明目，改善肝热目赤肿痛及高血压头痛。

{ 注意事项 }

茺蔚子不宜多服，过量易中毒。

补肾补到位

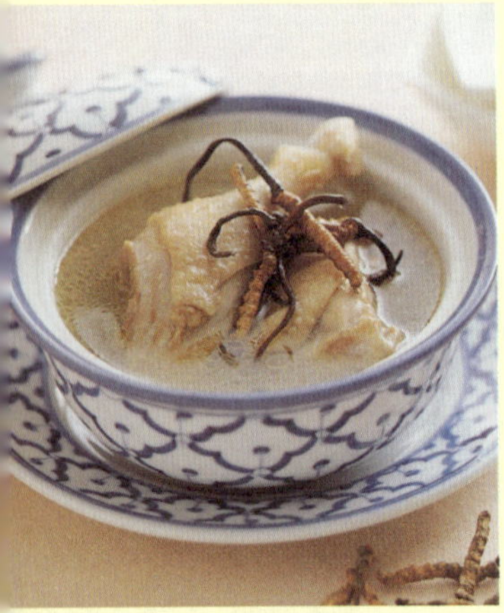

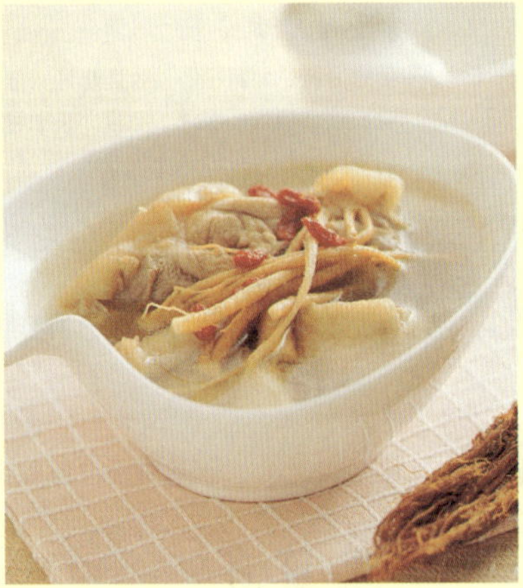

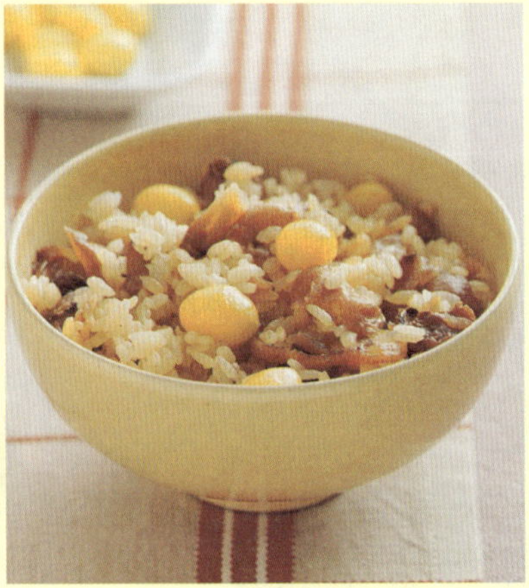

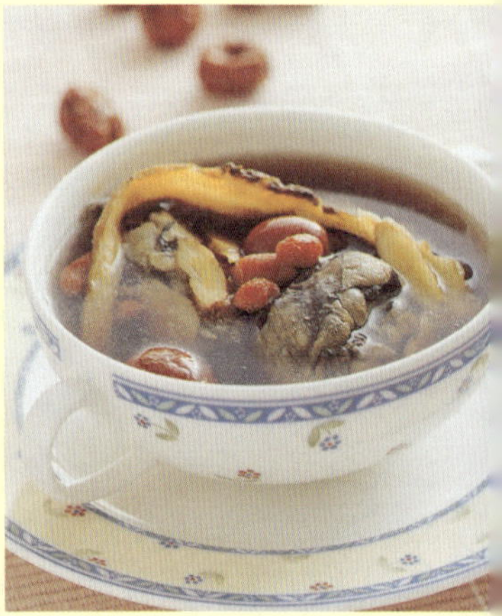

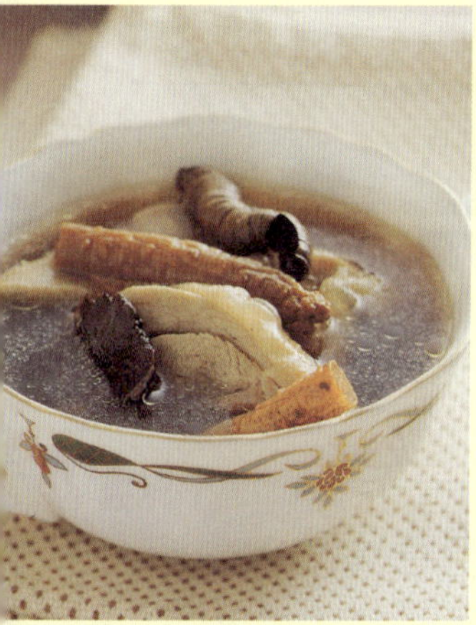
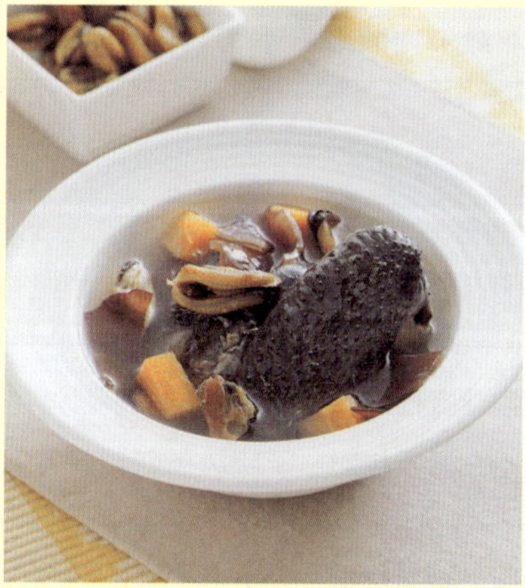
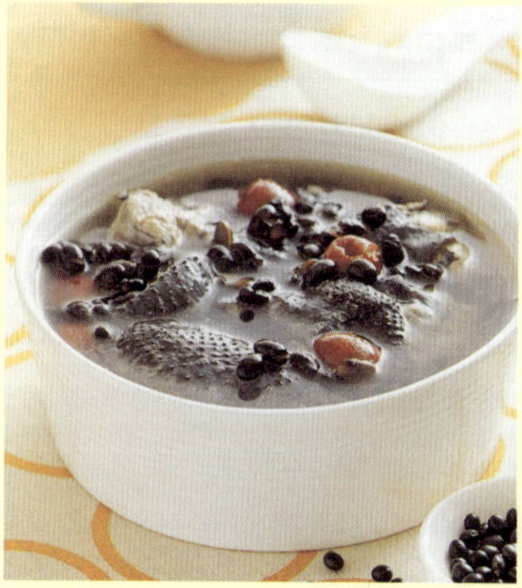
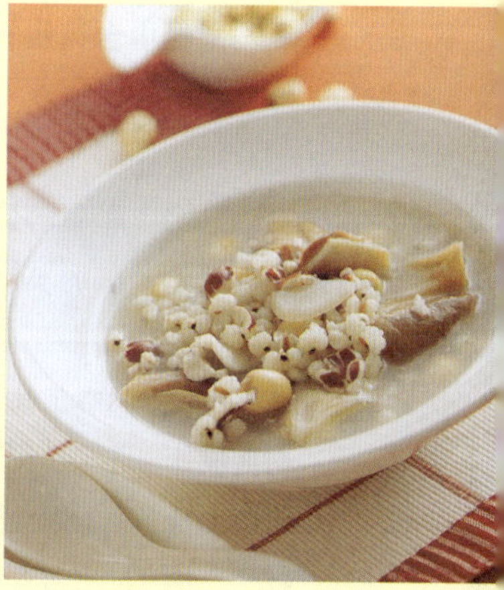

图书在版编目（CIP）数据

补肾补到位 / 郭月英著.—北京：中国农业大学出版社，2009.7
ISBN 978-7-81117-654-4

I. 补… Ⅱ. 郭… Ⅲ. 补肾-食物疗法 Ⅳ.R247.1

中国版本图书馆CIP数据核字（2008）第205218号

著作权合同登记图字：01-2008-5079

书　　名 补肾补到位
作　　者 郭月英　著

策划编辑 六睿工社·张蕊　陆强
责任编辑 赵　中
封面设计 北京水长流文化发展有限公司
责任校对 王晓凤　陈　莹
出版发行 中国农业大学出版社
社　　址 北京市海淀区圆明园西路2号
邮政编码 100193
电　　话 发行部 010-62731190,2620
编辑部 010-62732617,2618
读者服务部 010-62732336
出　版　部 010-62733440
网　　址 http://www.cau.edu.cn/caup
e-mail cbsszs@cau.edu.cn
经　　销 新华书店
印　　刷 涿州市星河印刷有限公司
版　　次 2009 年 8 月第 1 版　　2009 年 8 月第 1 次印刷
规　　格 889×1194　24 开本　6.25 印张　148 千字
定　　价 18.80 元

图书如有质量问题本社发行部负责调换